Awake Surgery
ガイドライン

日本 Awake Surgery 学会　編

<日本脳神経外科学会・日本麻酔科学会・日本神経心理学会　承認>

東北大学出版会

Awake Surgery Guidelines

The Japan Awake Surgery Conference

Tohoku University Press,Sendai
ISBN978-4-86163-368-3

Awake Surgery ガイドライン

（覚醒下手術ガイドライン　第二版）

日本 Awake Surgery 学会　ガイドライン作成ワーキンググループ

委　員　長　　嘉山　孝正（山形大学顧問）
副委員長　　伊関　　洋（社会医療法人至仁会　介護老人保健施設　遊）
　　　　　　　山田　芳嗣（国際医療福祉大学三田病院）

評　価　班

阿部　竜也（佐賀大学医学部脳神経外科）
荒川　芳輝（京都大学医学部脳神経外科）
石合　純夫（札幌医科大学医学部リハビリテーション医学講座）
岡田　真行（山形大学医学部麻酔科）
岡本　浩嗣（北里大学医学部麻酔科）
尾崎　　眞（東京女子医科大学麻酔科）
梶原　浩司（医療法人和同会宇部西リハビリテーション病院脳神経外科）
鎌田　恭輔（北辰会恵み野病院脳神経外科）
川口　昌彦（奈良県立医科大学麻酔科）
川真田樹人（信州大学医学部麻酔蘇生科）
北村　　晶（埼玉医科大学国際医療センター麻酔科）
隈部　俊宏（北里大学医学部脳神経外科）
栗本　昌紀（黒部市民病院脳神経外科）
齋藤　太一（東京女子医科大学脳神経外科）
櫻田　　香（山形大学医学部看護学科基礎看護学講座）
佐藤　慎哉（山形大学医学部総合医学教育センター）
篠浦　伸禎（東京都立駒込病院脳神経外科）
鈴木　匡子（東北大学大学院医学系研究科高次機能障害学）
園田　順彦（山形大学医学部脳神経外科）
中田　光俊（金沢大学医学部脳神経外科）
成田　善孝（国立がん研究センター中央病院脳脊髄腫瘍科）
西脇　公俊（名古屋大学医学部麻酔科）
深谷　　親（日本大学脳神経外科応用システム神経科学）
藤井　正純（福島県立医科大学脳神経外科）
本郷　一博（伊那中央病院脳神経外科）
前田　　剛（日本大学医学部麻酔科・脳神経外科）
松田憲一朗（山形大学医学部脳神経外科）

松本　理器（神戸大学医学部脳神経内科）

三國　信啓（札幌医科大学医学部脳神経外科）

溝田　敏幸（京都大学医学部麻酔科）

村垣　善浩（東京女子医科大学脳神経センター脳神経外科）

本村　和也（名古屋大学医学部脳神経外科）

森　　芳映（東京大学医学部麻酔科）

森本　康裕（宇部興産中央病院麻酔科）

山蔭　道明（札幌医科大学医学部麻酔科）

（所属は，2021年ガイドライン公表時，五十音順）

緒　言

「Awake Surgery ガイドライン」出版にあたって

2021 年秋

日本 Awake Surgery 学会会長

日本脳神経外科学会, 第 6 期, 7 期理事長

嘉　山　孝　正

　日本 Awake Surgery 学会は, 2009 年世界に先駆けてボストンでの世界脳神経外科学会連合・学術集会（Prof. Heros 会長：Harvard Uni.）でガイドラインのプロトタイプを発表後, 2013 年に「覚醒下手術ガイドライン（英, 和文）」として出版した。その後, 種々の進歩, 特に脳科学, 言語学, 認知学, 麻酔学, 脳腫瘍学および手術法での進歩が認められた。日本 Awake Surgery 学会の運営委員会のメンバーが改訂に取り掛かり, 本年, 覚醒下手術ガイドラインの第 2 版にあたる「Awake Surgery ガイドライン」を出版することができた。ここに全てのガイドラインワーキングに関わった委員全員に心から感謝したい。

　本ガイドラインは, 医療機器と同様に所謂治験を行うことが困難であるので, 現場から最良と考えられることをガイドライン作成委員会で議論, 検討し記載している。従って, 「de fact standard：事実上の標準」を基に作成している。しかし, この間世界的に多くの国で覚醒下手術が普及し, 日本を含め世界から種々の知見が発表された。所謂比較検討法を用いた優劣研究ではない事実の報告が多々あった。今回の改訂では, 「手術手技」, 「麻酔管理」, 「言語評価」のすべての分野での論文の絞り込みを行い systematic review のもと改訂が行われた。

　「手術手技」では, 本手術の適応：年齢, 脳血管障害への適用, 部位などが書き加えられた。脳科学の大きな進歩の一である脳の可塑性に関する報告事実も加えられた。

　「麻酔管理」に関しては, 喉頭上エアウェイについて, ラリンジマスク以外のエアウェイの使用推奨可能なことを盛り込んだ。また, 使用麻酔薬のレミフェンタニル, デクスメデトミジンの使用推奨を書き加えた。

　「言語評価」に関しては, 言語に関する神経束, 従来の呼称, 説明呼称に加え症例により使用可能な言語課題を紹介している。

　以上の改訂内容は, 各々の親学会の日本脳神経外科学会, 日本麻酔科学会, 日本神経心理学会の評価, 承認を受けている。

　本ガイドラインは, 学問的にも脳科学, 麻酔学, 神経心理学の進歩に寄与すると信じている。さらに, 本ガイドラインは社会的, 医療的にも重要な意義を持つ。国民の医療を安全, 確

実なものにするために，本手術を施行し，診療報酬を得るには，本ガイドラインに沿った本学会主宰の講習会を受講することが条件になっている。今回の改訂は社会に開かれたアカデミアの役割を果たしたと考える。

　本ガイドラインの最高の優先度は，患者さんの手術後の脳・神経機能温存と最適な摘出術等がなされ，結果として患者さんの益に寄与することであると再度認識したい。

　出版は民間出版社では部数が少なすぎるとのことで，無理となった。種々を検討した結果東北大学出版会に落ち着いた。出版に関しても時代を感じることができた。

　重ねて，すべての改訂ワーキング委員会の先生方に貴重な時間と，頭脳の寄与に感謝して「出版にあたって」の筆を置きます。

目　次

第2章：Awake Surgery の麻酔管理

第3章：Awake Surgery の言語評価

第1章

Awake Surgery の手術手技

適　応

1. 年　齢

　年齢上限に関しては特に定めないが，麻酔科医・術者・言語機能評価者の三者が評価する患者個々の状態を考慮する。経験初期は対象年齢を 15 歳から 65 歳にすることが望ましい。

解説　基本的には 15 歳から 65 歳でおこなわれていることが多い。しかし，適応年齢は暦年齢のみに規定されるものではなく，タスク可能であれば若年者，高齢者でも施行可能であると考えられ，各症例によって年齢以外の要素も考慮に入れ，可能と判断されれば年齢を問わない。しかし，10 歳未満の小児は非協力的であることが多く，7 歳以下では電気刺激で皮質を興奮させることが困難なため[1]，awake surgery の目的と患児負担・得られる効果を熟慮した上で，10 歳以上を適応とすることが望ましい[2]。70 歳を超えた高齢者でせん妄状態になったり，覚醒時に著明な血圧上昇を生じたりする症例を経験することが有り注意を要するが，65 歳以上群（90 例）と 65 歳未満（334 例）では合併症に有意差がなかったという報告がある[3]。高齢者に対する awake surgery は，経験の深い麻酔科医・術者・言語機能評価者の三者の充分な協議の上で行うことは可能になって来たのが現状かもしれない。また，妊婦に対する awake surgery の報告もあるが，麻酔科，産婦人科と綿密な連携の下で適応決定をすべきである[4]。

文　献

1）Berger MS, Ojemann GA, Lettich E: Neurophysiological monitoring during astrocytoma surgery. Neurosurg Clin N Am 1:65-80, 1990

2）Trevisi G, Roujeau T, Duffau H: Awake surgery for hemispheric low-grade gliomas: oncological, functional and methodological differences between pediatric and adult populations. Childs Nerv Syst 32:1861-1874, 2016

3）Grossman R, Nossek E, Sitt R, et al: Outcome of elderly patients undergoing awake-craniotomy for tumor resection. Ann Surg Oncol 20:1722-1728. doi: 10.1245/s10434-012-2748-x. Epub 2012 Dec 4., 2013

4）Abd-Elsayed AA, Diaz-Gomez J, Barnett GH, et al: A case series discussing the anaesthetic management of pregnant patients with brain tumours. F1000Res 2:92, 2013

2. 疾患の種類

手術適応のある髄内疾患は原則適応対象となる。

解説 正常脳組織と病変の間に肉眼的変化がないてんかん手術，境界が不明瞭な神経膠腫，病変到達まで一定距離の正常脳を通過しなければならない海綿状血管腫などは典型的な適応である[1]。転移性脳腫瘍を適応とする場合もある。髄膜腫などの髄外腫瘍は一般的適応ではないが，症例により適応とする場合もある[2]。例として，運動神経を巻き込む疾患としての髄外腫瘍は適応とする場合もある。近年，脳血管障害に対する awake surgery の報告はあるが[3,4]，麻酔科と綿密な連携の下で適応決定をすべきである。

文献

1) 村垣善浩，丸山隆志，伊関洋，高倉公朋，堀智勝：覚醒下マッピングとモニタリングを用いた手術．脳神経外科ジャーナル 17:38-47，2008
2) Shinoura N, Yoshida M, Yamada R, Tabei Y, Saito K, Suzuki Y, Takayama, Y.Yagi, K: Awake surgery with continuous motor testing for resection of brain tumors in the primary motor area. Journal of clinical neuroscience 16:188-194, 2009
3) Abla AA, Lawton MT: Awake motor examination during intracranial aneurysm surgery. World Neurosurg 82:e683-4. doi: 10.1016/j.wneu.2013.09.032. Epub 2013 Sep 19., 2014
4) Suzuki K, Mikami T, Sugino T, et al: Discrepancy between voluntary movement and motor-evoked potentials in evaluation of motor function during clipping of anterior circulation aneurysms. World Neurosurg 82:e739-745. doi: 10.1016/j.wneu.2013.08.034. Epub 2013 Sep 11., 2014

3. 部 位

Awake surgery が可能な領域で，手術操作により神経症状の悪化の可能性があり，それを術中のタスクにて評価可能な場所を適応部位とする。

解説 解剖学的言語野とその近傍病変，角回を中心とした優位半球頭頂葉外側，弓状束（上縦束）近傍病変，運動野近傍病変などが中心となるが，下記のような様々な脳機能温存を目的として適応範囲は拡大される傾向にある。

運動性言語中枢では，下前頭回後方部の三角部と弁蓋部（Brodmann の 44 野，45 野）

から中心前回下部にかけて，感覚性言語中枢では側頭葉上中下側頭回後半部（41野，42野，22野，37野）そして頭頂葉の縁上回，角回（40野，39野）が相当する。また側頭葉内側の海馬も言語性記憶に関連しており，その他島回も適応として挙げられる[1]。上記部位の周辺に病変があれば，かつ病変側が優位半球である場合あるいは非優位半球であることを確定できない場合機能野同定を行う。

　神経線維温存の重要性が近年注目されている。その根拠として，摘出中の症状出現の大部分が皮質下操作中（90%）で，皮質下操作中の症状は術後欠損症状と相関しているとの報告[8]がある。言語関連線維では，特に弓状束／上縦束（arcuate fasciculus/superior longitudinal fasciculus）[9]の近傍病変は適応となる。さらに，下前頭後頭束（inferior fronto-occipital fasciculus）[10]，frontal aslant tract（FAT）[11,12,13]，鈎状束[14]，sagittal stratum[15]等の機能が注目されている。一方，弓状束／上縦束以外はその機能を迂回する回路が存在するという報告[16]もあり，損傷と長期機能予後との検証が必要である。

　また視機能・視覚認知機能温存のために，視放線[2,17]やinferior longitudinal fascicle[18]のマッピングの報告も増加している。

　言語および運動・感覚・視機能に留まらず他の機能，例えば計算，空間認知[3,4]等の非優位半球機能についても覚醒下に機能マッピングとモニタリングを行う報告が増加している。非優位半球頭頂葉での計算機能の報告や[5]，非優位半球前頭葉での作業記憶[6,7]等である。普遍的な事実なのか，また患者のQOL温存に資するかについて長期予後を中心に必要性の検証が必要である。

文　献

1）　村垣善浩，丸山隆志，伊関洋，高倉公朋，堀智勝：覚醒下マッピングとモニタリングを用いた手術．脳神経外科ジャーナル 17:38-47, 2008

2）　Gras-Combe G, Moritz-Gasser S, Herbet G, et al: Intraoperative subcortical electrical mapping of optic radiations in awake surgery for glioma involving visual pathways. J Neurosurg 117:466-473. doi: 10.3171/2012.6.JNS111981. Epub 2012 Jul 13., 2012

3）　Vallar G, Bello L, Bricolo E, et al: Cerebral correlates of visuospatial neglect: a direct cerebral stimulation study. Hum Brain Mapp 35:1334-1350, 2014

4）　Talacchi A, Squintani GM, Emanuele B, et al: Intraoperative cortical mapping of visuospatial functions in parietal low-grade tumors: changing perspectives of neurophysiological mapping. Neurosurg Focus 34:E4, 2013

5）　 Della Puppa A, De Pellegrin S, Lazzarini A, et al: Subcortical mapping of calculation processing in the right parietal lobe. J Neurosurg 122:1038-1041. doi: 6.3171/2014.10.JNS14261. Epub 2014 Nov 21., 2015

6）　Wager M, Du Boisgueheneuc F, Pluchon C, et al: Intraoperative monitoring of an aspect of executive functions: administration of the Stroop test in 9 adult patients during awake surgery for resection of frontal glioma. Neurosurgery 72:ons169-180; discussion ons180-1. doi: 10.1227/NEU.0b013e31827bf1d6., 2013

7) Kinoshita M, Nakajima R, Shinohara H, et al: Chronic spatial working memory deficit associated with the superior longitudinal fasciculus: a study using voxel-based lesion-symptom mapping and intraoperative direct stimulation in right prefrontal glioma surgery. J Neurosurg 125:1024-1032, 2016

8) Trinh VT, Fahim DK, Shah K, et al: Subcortical injury is an independent predictor of worsening neurological deficits following awake craniotomy procedures. Neurosurgery 72:160-169. doi: 10.1227/NEU.0b013e31827b9a11., 2013

9) Maldonado IL, Moritz-Gasser S, Duffau H: Does the left superior longitudinal fascicle subserve language semantics? A brain electrostimulation study. Brain Struct Funct 216:263-74, 2011

10) Moritz-Gasser S, Herbet G, Duffau H: Mapping the connectivity underlying multimodal (verbal and non-verbal) semantic processing: a brain electrostimulation study. Neuropsychologia 51:1814-1822, 2013

11) Fujii M, Maesawa S, Motomura K, et al: Intraoperative subcortical mapping of a language-associated deep frontal tract connecting the superior frontal gyrus to Broca's area in the dominant hemisphere of patients with glioma. J Neurosurg 122:1390-1396. doi: 10.3171/2014.10.JNS14945. Epub 2015 Mar 27., 2015

12) Kinoshita M, de Champfleur NM, Deverdun J, et al: Role of fronto-striatal tract and frontal aslant tract in movement and speech: an axonal mapping study. Brain Struct Funct 220:3399-3412, 2015

13) Kemerdere R, de Champfleur NM, Deverdun J, et al: Role of the left frontal aslant tract in stuttering: a brain stimulation and tractographic study. J Neurol 263:157-167, 2016

14) Papagno C, Casarotti A, Comi A, et al: Long-term proper name anomia after removal of the uncinate fasciculus. Brain Struct Funct 221:687-694, 2016

15) Chan-Seng E, Moritz-Gasser S, Duffau H: Awake mapping for low-grade gliomas involving the left sagittal stratum: anatomofunctional and surgical considerations. J Neurosurg 120:1069-1077, 2014

16) Kinno R, Ohta S, Muragaki Y, et al: Differential reorganization of three syntax-related networks induced by a left frontal glioma. Brain 137:1193-1212. doi: 10.1093/brain/awu013. Epub 2014 Feb 11., 2014

17) Steňo A, HollýV, Fabian M, Kuniak M, Timárová G, Steňo J: Direct electrical stimulation of the optic radiation in patients with covered eyes. Neurosurg Rev 37 (3) :527-533; discussion 533. doi: 10.1007/s10143-014-0535-9. Epub 2014 Feb 28., 2014

18) Fernández Coello A1, Duvaux S, De Benedictis A, Matsuda R, Duffau H: Involvement of the right inferior longitudinal fascicle in visual hemiagnosia: a brain stimulation mapping study. J Neurosurg 118 (1) :202-205. doi: 10.3171/2012.10.JNS12527. Epub 2012 Nov 9., 2013

4. その他，神経症状などの適応条件

　Awake surgery は患者本人が手術に参加するものであり，本人を含めた評価者，術者，麻酔科医全てが積極的な摘出の意義と起こりうる合併症を充分に理解し，覚醒麻酔に耐えることができると判断されることが必要である。

中等度以上の症状がすでに発現している症例はマッピング，モニタリングを行うことは困難である。例えば，患者が言語機能において，言語理解，読解，復唱，物品呼称が障害されている場合は適応外となる。言語理解が障害されておらず，発語が流暢でないだけの場合，軽度の呼称障害，語列挙の低下を示す症例は適応となるが，術中には障害が強く出る場合がある[1]。

米国カリフォルニア大学単施設 27 年間 859 例の報告では腫瘍サイズや，場所，病理，麻酔リスク，肥満度，喫煙歴，精神状態，発作頻度にかかわらず，刺激による痙攣発作は 3 ％，術中にマッピングが遂行できなかった症例はわずか 3 例（0.5％）と極めて低い合併症率で施行した[2]との報告があるが，一般施設では，重篤な頭蓋内圧亢進症状を呈している症例，重篤な全身合併症を有する症例は適応外とすべきである。

文献

1) Berger MS, Ojemann GA, Lettich E: Neurophysiological monitoring during astrocytoma surgery. Neurosurgery clinics of North America 1:65-80, 1990

2) Hervey-Jumper SL, Li J, Lau D, et al: Awake craniotomy to maximize glioma resection: methods and technical nuances over a 27-year period. J Neurosurg 123:325-39. doi: 10.3171/2014.10.JNS141520. Epub 2015 Apr 24., 2015

追補. 優位半球決定方法

推奨

脳血管撮影による provocation test（Wada test）を行ってもよい。機能 MRI（fMRI）等の非侵襲的検査で優位半球の決定を行う場合，偽局在（psudolocalization）の可能性を考慮した上で治療方針の決定を行うべきである。

解説 機能的検査として fMRI, magnetoencephalography（MEG）, near infra-red spectroscopy（NIRS）など種々の先進的方法が開発されている。これらの検査法は，低侵襲であり神経科学や神経学に多大な貢献を行っている。fMRI も優れた方法であるが，圧迫所見をもつ腫瘍性病変の優位半球同定に関して，14％で左右の誤りがあった（偽局在：pseudolocalization），との報告がある[1]。また，214 例の単純語想起課題や言語流暢性課題を用いた fMRI の検討（214 例）では，40％(85 例) は有意なシグナルが同定できず，残り 129 例の同定部位を，覚醒下言語マッピングと比較した所，前方言語野（Broca 野）の感受性と特異性は 91％と 64％，後方言語野（Wernicke 野）はそれぞれ 93％と 18％であった。術後合併症予測にも有用でなく，言語の fMRI は現状ルーチンでの術前検査として必要な

いとの報告も見られる[2]。現状で言語領域を推測するための fMRI は完全なものではないと判断するのが妥当であろう。

　一方，脳血管撮影時麻酔薬注入による誘発テスト（Wada test）は，機能部位特定のための電気刺激とともに，優位半球決定のための「gold standard」（他の新しい検査法の基準となるべき「正解」を提供する検査法）である。74 例中 99%が判断可能で 92%が左優位半球，5.4%が右，1.4%が両側であったという[3]。Awake surgery の適応決定には最も信頼できる方法であるが，amobarbital が市販中止となり，propofol が代替えとされる[4]が，当該施設での適応外使用許可等を得ることが勧められる。脳血管撮影のリスクと，左優位と予測し右優位の右病変の摘出を行うリスクとの比較だが，Wada test を行わず後者のリスクマネージメント（awake surgery とする）で対処する考え方もある。より精度の高い非侵襲的検査の出現が待たれる。

文献

1）Ulmer JL, Hacein-Bey L, Mathews VP, Mueller WM, DeYoe EA, Prost RW, Meyer GA, Krouwer HG, Schmainda KM: Lesion-induced pseudo-dominance at functional magnetic resonance imaging: implications for preoperative assessments. Neurosurgery 55:569-579; discussion 580-561, 2004.

2）Trinh VT, Fahim DK, Maldaun MV, et al: Impact of preoperative functional magnetic resonance imaging during awake craniotomy procedures for intraoperative guidance and complication avoidance. Stereotact Funct Neurosurg 92:315-322, 2014

3）Ishikawa T, Muragaki Y, Maruyama T, et al: Roles of the Wada Test and Functional Magnetic Resonance Imaging in Identifying the Language-dominant Hemisphere among Patients with Gliomas Located near Speech Areas. Neurol Med Chir（Tokyo）57:28-34. doi: 10.2176/nmc.oa.2016-0042. Epub 2016 Dec 15., 2017

4）Takayama M, Miyamoto S, Ikeda A, Mikuni N, Takahashi JB, Usui K, Satow T, Yamamoto J,Matsuhashi M, Matsumoto R, Nagamine T, Shibasaki H, Hashimoto, N: Intracarotid propofol test for speech and memory dominance in man. Neurology 63:510-515, 2004

方　　法

1. 術前準備

1-1. インフォームドコンセント（手術説明と患者同意）

　Awake surgery の目的，方法，摘出範囲，そして起こりうる合併症を説明する。また，awake surgery が続行不可能になった場合を想定し，全身麻酔への移行を含めた方針を検討し手術説明を行い，患者から同意を得る。

解説　Awake surgery の目的である機能温存と摘出率向上，具体的な方法，そして特有の合併症を説明する。

　なお，術前の説明で，awake surgery が，なんらかの理由で（神経症状の出現，覚醒不良，全身性痙攣発作，不穏状態，脳腫脹などで）続行が不可能になった場合に，全身麻酔にすみやかに移行する必要があることを説明した上で，その際の手術方針（1. 腫瘍摘出を中止して生検のみとして，後日再度手術を検討する，2. これまでに得られた知識・所見等から妥当と考えられる範囲で摘出を続行する，3. その他の方針をとる）をインフォームド・コンセントの段階で患者と話あって取り決めておく。

1-2. シミュレーションの有無および内容

　術中行う予定のタスクを術前に病棟で予行することが推奨される。導入初期には術前に，病棟や手術室にて患者，術者，麻酔科医，看護師等手術スタッフ同伴にて，手術体位，機材配置，役割分担，タスク予行等の手術シミュレーションを行う。

解説　覚醒麻酔下に術中マッピングを成功させるためには患者がいかに術中，できるだけ不安なく，快適な環境下で行われるかが鍵になる。術前日に患者を実際の手術室に連れて行って，術者，麻酔科医，看護師同席で，手術時の体位の設定を含めて充分に時間をかけて当日行われることを説明し，実際に体位をとらせる。可能であれば，事前にこれまでの症例の

手術ビデオを見せて理解を得る。言語機能マッピングを行う場合は，あらかじめ術前に高次機能検査を行い，術中行う予定のタスクを術前に病棟であらかじめ行い，例えば物品呼称に用いる一般的な物の絵もしくは写真を患者に見せて，その中から確実に返答できるものを選択しておくなどして術中のタスクを選択しておく。言語野近傍の腫瘍で症状が進行している症例で，検査から手術までに時間が空く場合には，術直前に再度タスクを選択し直す必要がある。

1-3. 前投薬の有無

確実な術中覚醒を得るため，鎮静作用が残存する可能性のある前投薬は行わない。

やむを得ず投与する場合は拮抗が可能なベンゾジアゼピン系薬剤とする（それ以外の別作用薬も麻酔科医と検討）。

抗てんかん薬の術前投与は主治医と協議の上決定する。

1-4. 術中抗てんかん薬投与

術前発作の既往が術中痙攣のリスクとなるが，術中痙攣予防のための抗てんかん薬追加投与の有効性は明らかとなっていない。

解説 Awake surgery 中の痙攣発生頻度は 2 ～ 20％であり，発作の遷延・重積化により全身麻酔に切り替える例は 1.2％との報告がある[1, 2]。術直前の抗てんかん薬追加投与によるawake surgery 中の痙攣予防にはフェニトインが多く用いられてきたが，明確な有効性を示したものはない。術中マッピング施行 2098 症例を検討した調査研究では，awake surgery 863 例において術直前に抗てんかん薬を追加投与（レベチラセタムまたはフェニトイン）もしくは服用薬の増量をした施設と，予防的抗てんかん薬非投与施設との間で術中発作頻度に差はなかったとしている（12％対 12％，p=0.2）[1]。Awake surgery 424 例の単施設後向き研究で，awake surgery が実施できなかった 27 例（6.4％）を詳細に検討し，その原因は言語障害 18 例（4.2％），てんかん発作 9 例（2.1％）であり，てんかん発作 5 例で全身麻酔が必要になった。術前の混合性失語の存在，フェニトインの服用，KPS70 未満が術中言語障害に関連した（p<0.001，p=0.0019，p=0.07）。またこの報告でも術前の抗てんかん薬の追加投与について薬剤の種類，タイミング，血中濃度は術中痙攣の発生に影響しなかった[2]。

　術中の痙攣発生に関連した因子には，術前の発作既往，多剤による発作コントロール，低悪性度神経膠腫，腫瘍の局在部位（左半球，前頭葉，一次運動野，補足運動野，側頭葉）と

ともに[1, 2, 3]，IDH変異のある腫瘍がある[3]。しかし，術前発作の既往が術中痙攣のリスクではあっても，術前・術中の抗てんかん薬追加投与が術中痙攣を予防するというエビデンスは得られていない。

　新規に抗てんかん薬を追加投与または服薬中薬剤の増量に注意が必要な理由として，抗てんかん薬が傾眠，注意力・集中力低下といった中枢神経抑制作用や，運動機能抑制作用といった一般的な副作用を持つことにある。これらは治療開始時に多く，また一般に用量依存性である。特に眠気は開始初期から5〜32.4%に生じると報告されているが，耐性を得るには通常2週間以上必要となる。このほかフェニトインでは0.5〜5%未満で昏睡，意識レベル低下，落ち着きのなさ，錯乱状態，失神，頭蓋内圧亢進，協調運動異常，反射亢進，動作緩慢，構語障害，感覚鈍麻，神経過敏，レベチラセタムでは1〜3%で不安，感覚鈍麻，気分変動，精神病性障害，易刺激性，1%未満に錯乱，焦燥，興奮，攻撃性などの精神症状が報告されていることを念頭に，術前・術中の予防投与はそのリスクベネフィットを勘案して行う。

　術中発作を起こすリスクの高い患者では，事前に，術中に用いることの可能な抗てんかん薬による十分な発作コントロールもしくは発作予防を行い，引き続き術中での同成分薬血中濃度を保つことが望ましい。フェニトイン製剤とレベチラセタムの発作抑制度合いについて，術中の発作抑制比較ではないものの，頭蓋内腫瘍開頭術後早期（7日間）の痙攣発作予防を目的にフェニトインまたはレベチラセタムを投与した群間比較では，レベチラセタムで有意に発作発生率が低いとするランダム化第2相試験（15.1%対1.4%，p=0.005）[4]，発作発生率に差はないとするレトロスペクティブ解析報告（4.5%対2.5%）[5]があり，両薬剤発作抑制効果はほぼ同等もしくはレベチラセタムによる抑制効果が高いことが示唆されている。

　なお，てんかん外科でのawake surgeryは，てんかん焦点の術中診断のために様々な方法を行っており（一般的には術前抗てんかん薬をやや減量し，術中は電気刺激を行わない），本稿での神経膠腫摘出のためのawake surgeryと異なる。

術中に使用可能な静注薬の保険適用について　2018年現在静注可能である抗てんかん薬はフェニトイン，ホスフェニトイン，フェノバルビタール，レベチラセタムである。ホスフェニトインはフェニトインの水溶性プロドラッグである。フェニトインの強アルカリ性，高浸透圧性がもたらす投与部位の組織障害を改善するために開発された製剤であり，生体内では加水分解されてフェニトインとなるため薬効薬理作用はフェニトインと同様である。フェノバルビタール静注剤の適応はてんかん重積状態のみであり，かつ鎮静効果が高いためawake surgeryには適さない。なおレベチラセタム静注剤の適応は「一時的に経口投与ができない患者における，てんかん患者の部分発作（二次性全般化発作を含む）の治療に対するレベチラセタム経口製剤の代替療法」であり，原則として術前からレベチラセタムによる発作コントロールが行われている患者のみ使用可能であることに留意されたい。

文献

1) Spena G, Schucht P, Seidel K, et al.: Brain tumors in eloquent areas: An European multicenter survey of intraoperative mapping techniques, intraoperative seizures occurrence, and antiepileptic drug prophylaxis. Neurosurg Rev 40:287-298, 2017

2) Nossek E, Matot I, Shahar T, et al.: Failed awake craniotomy: a retrospective analysis in 424 patients undergoing craniotomy for brain tumor. J Neurosurg 118:243-249, 2013

3) Gonen T, Grossman R, Sitt R, Nossek E, Yanaki R, Cagnano E, et al.: Tumor location and IDH1 mutation may predict intraoperative seizures during awake craniotomy. J Neurosurg 121(5) :1133-1138., 2014

4) Iuchi T, Kuwabara K, Matsumoto M, et al.: Levetiracetam versus phenytoin for seizure prophylaxis during and early after craniotomy for brain tumours: a phase II prospective, randomised study. J Neurol Neurosurg Psychiatry 86:1158-1162, 2015

5) Kern K, Schebesch KM, Schlaier J, et al.: Levetiracetam compared to phenytoin for the prevention of postoperative seizures after craniotomy for intracranial tumours in patients without epilepsy. J Clin Neurosci 19:99-100, 2012

2. 術中の各種方法

2-1. 皮膚麻酔の部位, 方法

推奨

　皮膚麻酔の方法としては, 長時間作用型の局所麻酔薬を用い, 浸潤麻酔と神経ブロックを併用して行うのが一般的である。

解説 局所麻酔による鎮痛は, 浸潤麻酔と神経ブロックの併用にて行われることが多い。一部の施設では浸潤麻酔のみ, もしくは神経ブロック単独にて麻酔が行われている。局所麻酔薬は, 長時間作用型のロピバカインやブピバカインを用いることが多く, 施設によってはこれらとリドカインを併用して用いている[3]。

　神経ブロックは, 前頭部に皮膚切開の主体を置く場合には眼窩上神経ブロック, 側頭部の場合には耳介側頭神経ブロックを用いる。これらに加え大後頭神経ブロックや小後頭神経ブロックを併用する。

　ピン固定を用いる場合には, 皮膚切開部位に加えピンが刺入される部位にも浸潤麻酔を行う。覚醒中にはピンの部分の痛みを訴えることが多いのでこの部の麻酔は充分に行うべきである。一方で, 比較的局所麻酔薬の総量が多くなりがちであるので, 極量を超えないように注意すべきである。

　手術開始前に体位をとり頭部を固定したところで, 一時仮覚醒させる術前シミュレーションを行い, 苦痛なくタスクが遂行できるか, あるいはラリンジアルマスクの抜去・再挿入などに

問題はないか，確認しておくのも一法である[1,2]。

文献

1） 深谷親，片山容一：Laryngeal mask と propofol 麻酔を利用した覚醒下開頭術；運動領野近傍腫瘍摘出における cortical mapping のために．脳神経外科ジャーナル 8: 332-337, 1999

2） Fukaya C, Katayama Y, Yoshino A, Kobayashi K, Kasai M, Yamamoto T: Intraoperative wake-up procedure with propofol and laryngeal mask for optimal excision of brain tumor in eloquent areas - Technical note. Journal of Clinical Neuroscience 8: 253-255, 2001

3） 佐藤清貴，川真田樹人，長田理，川口昌彦，森本康裕，加藤正人，坂部武史：Awake craniotomy 麻酔管理の現状．麻酔 57（4）：492-496, 2008

2-2. 頭部固定および体位設定

 推奨

　覚醒下での脳機能マッピング／モニタリングが成功するか否かは，長時間にわたって患者の協力が得られるかどうかにかかっている。したがって頭部固定および体位設定のポイントは，患者の快適な状態をいかに長時間得られるかにある。

頭部固定および体位設定に絶対的な方法はないといえるが，脳機能マッピング／モニタリングが成功したか否か，患者は快適に手術および脳機能マッピング／モニタリングに協力できたか否か，を常にフィードバックし最終的に選択した方法が正しかったかどうかを探索し続ける必要がある。

　以下基本的要項をまとめる。

1） 術前説明：手術のイメージを作ることが患者およびその家族にとって重要である。そうしないと何をどう協力するのか分からず，不安を抱えたまま手術をむかえることとなる。特に女性，60 歳以下の患者は高い不安を示し，頭部ピン固定，体位が大きく患者の不快感に繋がるとの報告がある[1]。また awake surgery は眠気など必ずしも完全覚醒状態で行われている訳ではない[2]。術前説明として，脳の機能分化に関する基礎的事項・本人の腫瘍の存在範囲と機能領域との関連・脳神経外科手術方法・脳機能マッピング／モニタリング方法，を写真・スライド・ビデオを用いて説明する。さらに術前に患者を実際の手術室に連れて行き，頭部固定および体位設定を行い，担当する医師および看護師との面談を含め，充分に時間をかけて手術シミュレーションすることが望ましい。

2） 頭部固定：ピン固定を用いて頭部の動きを完全に制限するか，まったく頭部固定を行わずに術中患者の頭部の移動を許容するか，どちらを選択すべきかは結論が出ていない。手術の目的は，より安全・確実に腫瘍を摘出することにあり，患者の快適性の

追求のみならず，最終的に目的にかなった手術が遂行できるよう自施設での方法を確立すべきである。

3) 体位設定：言語機能マッピングを含めた運動および感覚領域機能マッピングを行うためには，腫瘍のみならず正常部を充分含むように開頭を行う必要がある。一般的には広く前頭－側頭－頭頂開頭を行えるように体位設定することとなる。ただし，経験があれば腫瘍とその近傍のみの小開頭での摘出も可能である。体位設定するに当たり，体全体で体重を支えることを基本としながら，快適な体位には個人差があること，長時間同一体位を取ることがいかに人間にとって苦痛となるか，を良く理解して体位設定しなければならない。短時間であれば許容できる体位も長時間となると意外な部分に疼痛を生ずる。術中にどれくらい体位変換ができるかも確認しておく必要がある。また温度設定に対しても本人の希望（暑がりなのか寒がりなのか）を確認すべきである。

解説－頭部固定を行わない方法

体位設定

　下記体位設定および頭部固定は基本的に Berger らの初期の方法 [3, 4, 5] に準じている。

術前日の準備：

　術前日に患者を実際の手術室に連れて行って，体位の設定を含めて充分に時間をかけて当日行われることを説明する。術者，アシスタント，麻酔科医，看護師との面会も重要である。すでにこの段階では，患者本人の病態の細かい説明とともに，覚醒下での脳機能マッピング／モニタリングを併用した腫瘍摘出術に関してのビデオ（個人情報にあたるため，使用にあたっては許可を得ておく）を用いた説明が済んでいる必要がある。術者側がイメージを形作って行くのとともに，患者自身が自分の手術を自分で作って行くという意識を持たせることがポイントとなる。

　言語機能マッピングを含めた運動および感覚領域機能マッピングを行うためには，腫瘍のみならず正常部を充分含むように開頭を行う必要がある。一般的には広く前頭—側頭—頭頂開頭を行えるように，頭部は対側に約 75°傾ける。頭部固定を行うかどうかは次の項目にて述べる。肩から腰にかけて体重全体を受け止める大きなパッドを入れて，肩と頭部が捻転されていないようにする。これは声門上器具を用いた asleep-awake-asleep による awake surgery を行う際の，声門上器具再挿入の際にも重要なポイントとなる。静脈還流をよくするために，上体を軽度挙上する。上肢，下肢それぞれが最も安楽な位置を探り，どこか一ヵ所に荷重がかかっていないように注意する。手術台や固定具と体との間のわずかな空間も小さなパッドを用いて補填しておくことが望ましい。体位設定する場合，できるだけ手術と同じ

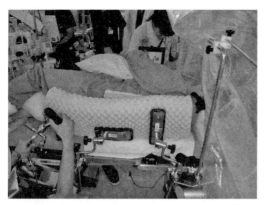 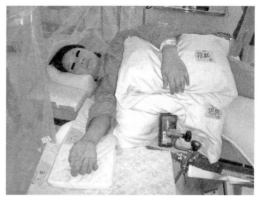

図1　体位設定

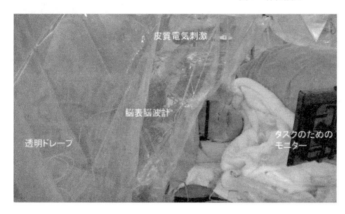

図2　術中設定状態

環境として，会話を続け，時間を掛けて疼痛の有無や，『何となく寂しい（荷重がかからず空間に浮いている）』部位がないように注意する（図1）。

　マッピングを行うためには患者の眼前に空間があり，視野内に言語機能マッピングの際の物品呼称に用いるポータブルコンピュータが入るようにスペースを作る必要がある。視野を得るために透明ドレープを用いることも方法として挙げられる（図2）。

　なお長い時間の手術になることと，脳腫脹に対して過換気を行うことができず，マニトール等の浸透圧利尿剤の使用の可能性があるため，持続導尿は必要である。

　全身麻酔下での術中運動機能マッピングでは，覚醒麻酔下とは異なり，腹臥位を含めてより自由な体位および頭位設定が可能となるが，筋弛緩剤を投与しないで脳機能マッピングを行う時間があるため，無理な体位を強いることなく，患者が快適な状態でいられるかどうかを予想して体位設定する必要がある。

術当日の体位設定：

　術前日に確認済みではあるが，再度患者が快適な状態を保てるように充分時間をかけて体位設定を行う。患者と会話しながら苦しいところがないかどうか確認するために，体位を取り

終わるまで麻酔導入は行わない。

　頭部固定を行なうか否か，どちらがよいのかは現時点で結論が出ていない。Berger らは，当初頭部固定は行わない方法を提唱していたが，2007 年の Neurosurgery にはニューロナビゲーションシステムを使用するために頭部はピン固定する[6]と記載している。しかしニューロナビゲーションシステムは，記載している本人達が一番よくわかっているように，また後述するように頭部のピン固定を必ずしも必要としていない。患者の快適さを第一に考えると，頭部固定していないほうが望ましいことは否定されないと思われる。術中の患者の不快感としてのピン固定は無視できない[1]。しかしながら，頭部固定していないと常に術野は動いていることを覚悟しなければならない。深部や細かい血管系を操作している時に，予想できない動きに対応できる準備を長時間継続することは，術者にとって大きなストレスとなる。覚醒状態での脳機能マッピング／モニタリングを併用した手術は，術者側と患者との協力とバランスの中で成り立つ技術であるため，頭部固定するか否かはそれぞれの施設で柔軟にかつ充分考えた上で行うべきである。

　頭部固定しなくとも，頭蓋骨自体にレファレンスを固定することにより持続的な光学式ナビゲーションは可能[7,8]である（図3左）。また磁場式ナビゲーションを用いると，この頭蓋骨固定のレファレンスも必要ない（図3右）。

　近年術中 MRI と併用する施設も増加しており，それぞれの固定装置，撮影方法に応じた対応をマニュアル化すべきである。

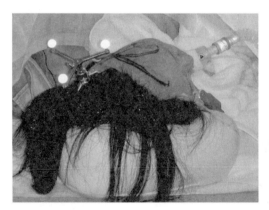
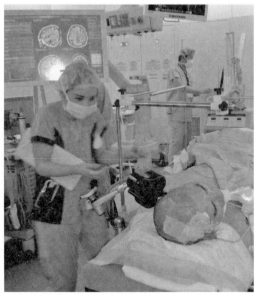

図3　頭蓋骨自体にレファレンスを固定した光学式ニューロナビゲーションシステム（左）と磁場式ニューロナビゲーションシステム（右）：頭部固定はしていない。導入にラリンゲアルマスク[9]を用いている。

解説－頭部固定を行う方法

　頭部固定を行う利点として，術野が動かず，従来のナビゲーションシステム，脳ベラ，術中脳波その他器具が完璧に固定されることであり，術者は全身麻酔下のように手術が行えることである。欠点としては，頭部固定に用いるピン刺入部の痛み，体位・頭位変換の困難が原因となり，頭部固定しない場合と比較して患者の不快が増幅されることである。また，嘔吐や痙攣時の対応や再挿管が困難となるため，十分なシミュレーションが必要である。声門上器具を挿入し４点ピン（杉田フレーム）頭部固定を施した左前頭葉神経膠腫患者の例を示す（図４）。４点ピン（杉田フレーム）頭部固定では頭部の回旋は可能であるが，３点ピン固定の場合と同様に移動が困難であり，緊急時対応のシミュレーションはとても重要である。

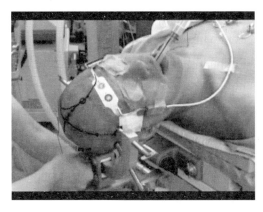

図４　頭部固定器使用の awake surgery

（日本 Awake Surgery 学会編：覚醒下手術ガイドライン，医学書院，2013；p14 より転載）

文献

1）Beez T, Boge K, Wager M, Whittle I, Fontaine D, Spena G, et al.: Tolerance of awake surgery for glioma: a prospective European Low Grade Glioma Network multicenter study. Acta Neurochir（Wien）. 2013;155（7）:1301-8.

2）Itoi C, Hiromitsu K, Saito S, Yamada R, Shinoura N, Midorikawa A: Predicting sleepiness during an awake craniotomy. Clin Neurol Neurosurg. 2015 Dec;139:307-10.

3）Berger MS. Malignant astrocytomas: Surgical aspects. Seminars in Oncology 1994;21:172-185.

4）Berger MS, Kincaid J, Ojemann GA, Lettich E: Brain mapping techniques to maximize resection, safety, and seizure control in children with brain tumors. Neurosurgery 1989;25:786-792.

5）Berger MS, Ojemann GA, Lettich E: Neurophysiological monitoring during astrocytoma surgery. Neurosurgery clinics of North America 1990;1:65-80.

6）Berger MS, Hadjipanayis CG: Surgery of intrinsic cerebral tumors. Neurosurgery. 2007 Jul;61（1 Suppl）:279-304; discussion 304-5.

7）Leuthardt EC, Fox D, Ojemann GA, Dacey RG, Grubb RL, Rich KM, Ojemann JG: Frameless stereotaxy without rigid pin fixation during awake craniotomies. Stereotact Funct Neurosurg 2002;79:256-261.

8）Freyschlag CF, Kerschbaumer J, Eisner W, Pinggera D, Brawanski KR, Petr O, Bauer M, Grams AE, Bodner T, Seiz M, Thomé C: Optical Neuronavigation without Rigid Head Fixation During Awake Surgery. World Neurosurg. 2017 Jan;97:669-673.

9）Fukaya C, Katayama Y, Yoshino A, Kobayashi K, Kasai M, Yamamoto T: Intraoperative wake-up procedure with propofol and laryngeal mask for optimal excision of brain tumour in eloquent areas. J Clin Neurosci 2001;8:253-255.

2-3. Awake state と手術：摘出時の麻酔の有無，電気刺激の有無

推奨

　病変摘出を鎮静下あるいは覚醒下で行うかは，病変や施設によって異なる。白質にある神経膠腫等の病変摘出を行う場合には，摘出中覚醒下で機能の評価（モニタリング）と電気刺激による皮質下マッピングを行いながら摘出コントロールを行う。

解説　Awake surgery で行う検査とその目的は，電気刺激による機能組織同定（マッピング）と神経学的検査による機能温存の確認（モニタリング）がある。白質に浸潤している神経膠腫摘出での一般的な手順は，皮質マッピングで皮質切除範囲をきめ，病変摘出時も覚醒下の状態で，随時モニタリングで確認し，重要な神経線維の存在が疑われる場所で皮質下マッピングを行う[1-5]。ただし，てんかん焦点切除のように病変摘出の範囲決定に皮質マッピングの結果で凡そ十分な場合に，皮質マッピング終了後病変摘出時に鎮静させて病変摘出を行うこともある。

　モニタリングや皮質下マッピングによって，皮質の言語領域を温存するだけでなく，言語に関わる重要な白質線維の温存についてもその重要性が認識されるようになっている。そのためには，白質線維と機能に関する知見に基づいて，部位ごとに適切な課題を選択して術中に評価することが重要である[3,5]。ただし，未だ皮質下マッピングの歴史は浅く，陽性所見部位を切除した場合に果たして永続性の機能障害につながるのかどうかなど，術中得られた所見の意義については，特に言語及びその他の高次脳機能に関して未解明の部分も多い。Awake surgeryによって全ての脳機能が評価できると考えるべきではないというのが現段階では正しいと思われる。運動機能に関しては awake surgery において MEP の併用も有効である[2,6]。

文献

1) Duffau H, New concepts in surgery of WHO grade II gliomas: functional brain mapping, connectionism and plasticity--a review. J Neurooncol. 79,77-115, 2006

2) Saito T, Muragaki Y, Maruyama T, et al.: Intraoperative functional Mapping and monitoring during glioma surgery. Gliomas Neurol Med Chir（Tokyo）55, 1–13, 2015

3) Kinoshita M, Miyashita K, Tsutsui T, et al.: Critical neural networks in awake surgery for glioma. Neurol Med Chir（Tokyo）56, 674–686, 2016

4) Caverzasi E, Hervey-Jumper S, Jordan K, et al.: Identifying preoperative language tracts and predicting postoperative functional recovery using HARDI q-ball fiber tractography in patients with gliomas. J Neurosurg.125, 33-45. 2016

5）Coello AF, Moritz-Gasser S, Martino J, Martinoni, et al.: Selection of intraoperative tasks for awake mapping based on relationships between tumor location and functional networks. J Neurosurg 119, 1380–1394, 2013

6）Ohtaki S, Akiyama Y, Kanno A,et al.: The influence of depth of anesthesia on motor evoked potential response during awake craniotomy. J Neurosurg 26（1），260-265, 2017

2-4. 刺激の条件とタイミング

2-4-1. 皮質刺激：電極の種類，刺激の強さ，時間

 推奨

> 機能マッピングのための脳皮質電気刺激にはプローベ電極[1] または硬膜下電極[2] を用いて，単極または双極刺激が行われる。効果と組織安全性の観点から，以下のように使用が推奨される。
>
> プローベ電極[1]　　極間5mm または1cm　　電極径1または2mm
> 硬膜下電極[2]　　極間5mm または1cm　　電極径2.3または3mm

運動誘発電位（motor evoked potential；MEP）記録のための皮質電気刺激

- 極性：一相性（monophasic）
- 刺激幅：0.2msec
- 刺激回数：5連発
- 刺激間隔：2msec
- 刺激強度：刺激閾値 +2mA（最大20mA）

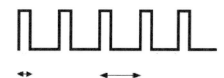

0.2msec　　2msec

言語皮質機能マッピングのための皮質電気刺激

- 極性：二相（biphasic）または交互（alternating）
- 刺激幅：0.2 − 1msec
- 刺激頻度：50 − 60Hz
- 刺激強度：1 − 20mA
- 刺激時間：最大6sec

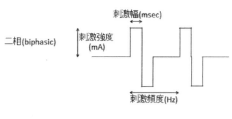

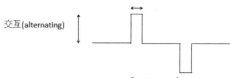

図5　電気刺激：運動誘発電位用（上），
　　　言語皮質機能マッピング用（下）

硬膜下電極は日本光電（ADTECH 社製）とユニークメディカル社製があり，2016年にディスポーザブル使用で電気刺激に使用することの保険適用を取得している。Awake surgery 中の脳電気刺激が痙攣を誘発する危険性があり，刺激条件の特性を理解することが大切である。刺激条件は施設間で異なることが多く，表面電荷密度（単位面積当たりの電荷量；刺激強度×パルス幅をコンタクト表面積で割る）に刺激の頻度や時間を掛けたものが電気刺激の強さに相当する。二相（biphasic）刺激は交互（alternating）刺激の2倍の電荷量がかかる。電荷量以外にも電極の種類や極間距離そして組織の状態が電気刺激の及ぶ範囲に関わる。電気刺激の周囲への伝播による偽陽性反応の確認には刺激後発射のモニターを要する[1,2]。また，皮質興奮性は，病態や年齢によって異なり，また個体差があるため，偽陰性が生じうる。5連発電気刺激による運動誘発筋電図を測定する際には，全身麻酔よりも覚醒下での記録のほうが安定した結果が得られる[3]。

文献

1) Sanai N, Mirzadeh Z, Berger MS.: Functional outcome after language mapping for glioma resection.N Engl J Med 358:18-27, 2008
2) Ebner A and Luders HO.: Subdural electrodes. In Epilepsy Surgery（Luders HO and Comair YG Eds）Subdural electrodes p593-596, 2000
3) Ohtaki S, Akiyama Y, Kanno A, Noshiro S, Hayase T, Yamakage M, Mikuni N: The influence of depth of anesthesia on motor evoked potential response during awake craniotomy. J Neurosurg 4: 1-6, 2016.

2-4-2. 皮質下刺激：電極の種類，刺激の強さ，時間

推奨

刺激条件は「皮質刺激」と同じ。

刺激条件の変法（皮質，皮質下とも）：0.2ms，50Hz，刺激時間は最大4sec，1mA から始めて最大20mA まで。

埋め込み型硬膜下電極（深部電極）：海馬病変で使用されるもの。極間が1cm のものと5mm のものがある。

解説 経験上，皮質刺激と同じタスクと電流強度で反応が同定されることが多い。

皮質下刺激で反応を確認しながら最大限に摘出した場合，80％の症例で一過性神経学的症状が出現するが，94％の症例は3ヵ月以内に改善するという[1]。

また皮質下刺激により，以下のような言語関連線維の同定が可能になり，様々な知見が得られている[2,3]。具体的には上縦束（superior longitudinal fasciculus）/ 弓状束（arcuate fasciculus），梁下束（subcallosal fasciculus），下前頭後頭束（inferior fronto-occipital fasciculus), 下縦束 (inferior longitudinal fasciculus), 鉤状束 (uncinate fasciculus), 顔面構音筋皮質脊髄路 (orofacial motor fiber) などがある。また superior longitudinal fascicle (SLF), arcuate fascucle (AF), inferior fronto-occipital fascicle (IFOF), frontal aslant tract (FAT) が集約する側脳室外側 (sagittal stratum) への注意 (cross-road) が重要という報告がある[4]。

更に，皮質下線維の接続と温存を確認するために，言語線維に関する cortico-cortical evoked potentials (CCEP) が報告され[5]，電位低下と術後合併症との関連が示されている[6]。

文献

1) Duffau H, Capelle L, Denvil D, Sichez N, Gatignol P, Taillandier L, Lopes M, Mitchell MC, Roche S, Muller JC, Bitar A, Sichez JP, van Effenterre R: Usefulness of intraoperative electrical subcortical mapping during surgery for low-grade gliomas located within eloquent brain regions: functional results in a consecutive series of 103 patients. Journal of neurosurgery 98:764-778, 2003

2) Duffau H, Capelle L, Sichez N, Denvil D, Lopes M, Sichez JP, Bitar A, Fohanno D: Intraoperative mapping of the subcortical language pathways using direct stimulations. An anatomo-functional study. Brain: a journal of neurology 125:199-214, 2002

3) 村垣善浩，丸山隆志，伊関洋，高倉公朋，堀智勝．覚醒下機能マッピングとモニタリングを用いた手術．脳神経外科ジャーナル 17(1):38-47, 2008

4) Fujii M, Maesawa S, Motomura K, Futamura M, Hayashi Y, Koba I, et al.: Intraoperative subcortical mapping of a language-associated deep frontal tract connecting the superior frontal gyrus to Broca's area in the dominant hemisphere of patients with glioma. J Neurosurg 122(6):1390-1396, 2015

5) Yamao Y, Matsumoto R, Kunieda T, et al: Intraoperative dorsal language network mapping by using single-pulse electrical stimulation. Hum Brain Mapp 35:4345-4361. doi: 10.1002/hbm.22479. Epub 2014 Feb 24., 2014

6) Saito T, Tamura M, Muragaki Y, et al: Intraoperative cortico-cortical evoked potentials for the evaluation of language function during brain tumor resection: initial experience with 13 cases. J Neurosurg 121:827-838. doi: 10.3171/2014.4.JNS131195. Epub 2014 May 30., 2014

2-5. 痙攣時の処置

術中のマッピングおよび腫瘍摘出中に痙攣を起こしうる。

対策 マッピングの強度を低めにする。反復して同一箇所をマッピングしない。発作により頭蓋内圧亢進がおこり術野の展開が困難となる事がある。運動野の近くの腫瘍であれば，フェノバルビタール，フェニトインの濃度を有効血中濃度上限まで上げておき，術中も 2 時間おきにチェックして，低ければフェニトイン 250mg の静注，フェノバルビタール 100mg の

筋注を適宜施行し，濃度を有効血中濃度上限まで是正する。痙攣を起こせば，脳表に冷水もしくは冷たい代用脳脊髄液（例としてアートセレブ®大塚製薬，東京，日本）をかけ，痙攣がおさまるまで待つ。もし，痙攣が頻発するようであれば，全身麻酔に一旦もどし，抗てんかん薬の濃度を充分に上げてから可能であればawake surgeryに戻す（運動野近傍腫瘍であれば，MEPをみながら手術を続行することも次善の方法として可である）。十分な覚醒に戻らない場合に再手術となることがあり，術前説明に可能性を説明すべきである。

2-6. 後発射（after discharge）確認の必要性と有用性：方法および評価法

 推奨

　刺激により痙攣を誘発していないことを脳表脳波計にて後発射（after discharge）出現の有無にて確認することは，基本的作業として行うべきである[1]。少なくともその施設での経験数が増えて，刺激条件設定が安定し，機能評価方法が確立するまでは必須である[4]。刺激によりafter dischargeが誘発された結果，刺激部位さらには遠隔部位で脳の機能障害が生じた事により運動・感覚・言語機能障害が出現したことを，刺激部位の機能として認識してしまう危険性は排除しなければならない。電気刺激が実際に行われているかどうか（刺激電流が実際に流れているかどうか）を確認する上でも，脳波測定は有用である。ただし，awake surgery経験が増加し，その施設で安定した条件確保ができた状態では脳表脳波計による後発射確認は不要であるとの論文も認められる[5]。

解説　脳表脳波電極を設置し，刺激しない状態で脳表脳波を記録しておく（図6）。術者と電気生理学的マッピングを行っている者及び高次機能検査を行っている者との間で刺激部位を確認することができるように，脳表に番号等を記載した小紙片を置く。

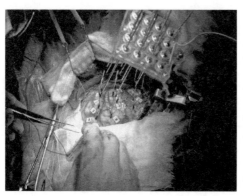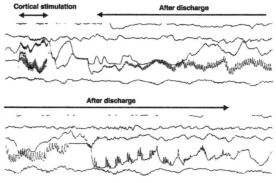

図6　脳表脳波計の設定と双極刺激電極での脳表脳波刺激（左）。電気刺激をした際にAfter dischargeが出現している例を示す（右）。
（日本Awake Surgery学会編：覚醒下手術ガイドライン，医学書院，2013;p19より転載）

　50 Hz，0.3 ms の持続時間の二相性の矩形波にて，電極間の距離が 5 mm の双極刺激装置を用いて 2〜3 秒脳表刺激する。安定した刺激をおこなうためには脳表を常に霧吹きで湿潤に保つことが必要である。4 mA から 1 mA ずつ刺激電流を上げていき，皮質脳波で after discharge が出現せずに安定した筋収縮が得られる至適刺激電流を決定する。上記刺激条件では 8〜11 mA にて有効な刺激が得られることが多い。なお覚醒下ではより低い刺激電流が至適刺激電流となり，4〜8 mA を使用することが多い。感覚野に関しては，低い刺激電流で瞬間的な脳表刺激にて患者はしびれ感，違和感を訴えるため，まず感覚野からマッピングを開始することが望ましい。ニューロナビゲーションシステムや解剖学的脳溝・脳回・表在静脈構造からの類推，さらに正中神経刺激や口唇刺激による体性感覚誘発電位（somatosensory evoked potential, SEP）の結果から予想される位置で刺激することによって，一発目の刺激で有効な結果が得られるはずである。運動野は中心前回すべてに存在するのではなく，中心溝側にある前後方向の幅を持って存在している。したがって刺激する位置はまず中心溝に沿った位置で刺激すべきである。なお双極の刺激装置は中心溝と直交するように刺激している。前頭弁蓋部の腫瘍摘出時で開頭野が手指領域に及んでいない場合，中心溝を電極がまたぐようにして硬膜下にストリップ電極を挿入して刺激することも可能である。筋電図[2] はすべての筋肉に設置しているのではないので，常に肉眼にて刺激によって運動誘発が起こると予想される四肢および顔面をよく観察している必要がある。

　運動感覚野のマッピングが終了してから，言語機能マッピングに移行する。初めに 1 から 50 まで連続的に数えさせていきながら刺激する。この時も皮質脳波にて after discharge が生じないことを確認しながら，刺激電流を 1 mA ずつ上げていく。16 mA 位までの刺激電流を用いることがある。発語停止，逡巡がある部位を記録していく。中心前回下部の刺激により陰性運動反応[3] により発語ができないことがある。これを確認する方法の一つとして，1）舌を突出させて左右に動かすように命じながら，2）親指と人差し指の対向運動を連続させながら，3）足関節を屈曲伸展させながら，脳表を電気刺激する。この時舌の運動，指の対向運動，足関節の屈曲伸展運動が停止するようであれば，言語野ではなく，陰性運動反応であることが確認される。この操作によって至適刺激電流の決定と，前頭言語野をある程度確認したことになるが，引き続いて刺激しながら物品呼称をさせる。

　必ずしも数唱で何も起こらないから物品呼称の障害が起こらない訳ではない。スライドは 1 枚約 2〜5 秒間位の早さで次々に見せていく。発語自体が障害刺激により，発語停止，逡巡，誤答（意味性／音韻性錯語など）があるかどうかを検討する。これらが得られたときに，実際の言語野の刺激によって生じているのか，患者が疲れているためなのか，スライドが見えないのか，痙攣発作を生じているのか，を常に確認する必要がある。「これは，### です。」という呼称方法をとることにより，舌運動野や陰性運動野の刺激による発語自体の停止なのか，それとも言語野の刺激を見ているのか判断することができる。言語野の確認には得られた結果を何回か再確認する必要があるため，患者さんにとってはかなりの労力を強いることになる。

それゆえ患者の協力がなくてはならない方法であることを理解して脳機能マッピング／モニタリングを行う必要がある。

文献

1) Ojemann G, Ojemann J, Lettich E, Berger M: Cortical language localization in left, dominant hemisphere. An electrical stimulation mapping investigation in 117 patients. J Neurosurg 108:411-421, 2008

2) Yingling CD, Ojemann S, Dodson B, Harrington MJ, Berger MS: Identification of motor pathways during tumor surgery facilitated by multichannel electromyographic recording. J Neurosurg 91:922-927, 1999

3) 永松謙一, 隈部俊宏, 鈴木匡子, 中里信和, 佐藤清貴, 飯塚統, 金森政之, 園田順彦, 冨永悌二.：覚醒下手術時の言語野マッピングにおける陰性運動反応の特徴と意義. No Shinkei Geka 36:693-700, 2008

4) Szelényi A, Bello L, Duffau H, Fava E, Feigl GC, Galanda M, Neuloh G, Signorelli F, Sala F: Workgroup for Intraoperative Management in Low-Grade Glioma Surgery within the European Low-Grade Glioma Network: Intraoperative electrical stimulation in awake craniotomy: methodological aspects of current practice. Neurosurg Focus 2010 Feb;28(2):E7. doi: 10.3171/2009.12. FOCUS09237.

5) Boetto J, Bertram L, Moulinie G, Herbet G, Moritz-Gasser S, Duffau H.: Low rate of intraoperative seizures during awake craniotomy in a prospective cohort with 374 supratentorial brain lesions: electrocorticography is not mandatory. World Neurosurg 84(6):1838-1844, 2015

2-7. 痙攣以外の合併症とその対策

2-7-1. 痛み

 リスク

皮膚, 筋肉, 硬膜および体の下になる部分に痛みをきたしうる。

対策 患者に痛い場所を聞き, 局所麻酔で極力対処するが, 持続タスク中であれば, 意識の落ちない範囲でレミフェンタニルで対処する。頭はピンで固定するが, 体は柔らかいものを下全面に敷き, 体を動かせるように余裕を持たせる。側頭葉の手術でも, 極力腰は上を向くようにし, 側臥位にて生じやすい下になった腰部の圧迫による痛みを防ぐ。

2-7-2. 空気塞栓

 リスク

運動野近傍内側の腫瘍の場合, 術野をトップにするため空気塞栓の危険がある。

対策 呼吸が悪くならない範囲で首を前屈し，下肢を挙上し，腹部を少し前屈し，頸静脈圧を上げる。骨を開けた途端に，フィブリン，トロンビン，カルチコールで骨を覆う，硬膜をあけるまで頭を下げておき，SaO_2をみながら徐々に頭を上げる。咳き込む，SaO_2が下がる等の症状があれば，すぐに頭を下げて頸を押さえる。

2-7-3. せん妄と感情失禁

覚醒状態を得るために麻酔から覚ます際にせん妄状態になるという報告がある。術中の不安や痛みもまた感情失禁を引き起こす可能性がある。

対策 局所麻酔を可能な限り用いて，意識レベルを落とさないようにする。患者が快適に手術を受けられるように患者の好きな音楽を流したり，こまめに不快な部分に対応する。覚醒下もしくは非覚醒下で続行するか，それとも続行中止とするかは，患者の状態と手術の進行の具合にかかっている。覚醒下状態の続行が必要な際には，できるだけ患者の訴え（もっぱら痛み）に対処しつつ，時には不快な状況に耐えるよう勇気づけながら行うことも必要である。

2-7-4. 頭蓋内圧亢進

頭蓋内圧亢進は腫瘍患者で起こる可能性があるが，てんかん患者ではめったに起こらない。Awake surgery中は全身麻酔と比較して$PaCO_2$が高くなる傾向にあり，頭蓋内圧の上昇を引き起こす原因となる。

対策 画像所見で頭蓋内圧亢進が明らかな場合には全身麻酔が考慮される。Awake surgeryがどうしても必要と判断される場合は，通常の挿管管理を行った後の硬膜切開後に判断を行う。頭蓋内圧上昇により引き起こされた脳浮腫が認められなければその時点で抜管後awake surgeryへ移行する。Awake surgery中に脳浮腫が起これば全身麻酔への移行を考慮する。

2-7-5. その他

空気塞栓や肺炎の報告例があるが，awake surgeryに特有の問題であるかどうかは結論

が出ていない。過度の頭部挙上（例えば運動野を術野の最上部に回旋させたときなど[1]）は空気塞栓を引き起こす原因となりうる。全身麻酔と同様に，呼吸に影響を与えない方向に頭部を向け，下肢を挙上しつつ，頸静脈圧を上げる方向に腹部をかがめておく。開頭後は直ちに骨を骨ろう，フィブリンもしくはトロンビンで覆う。硬膜切開までは頭部は下げておき SaO$_2$ を監視しながらゆっくりと挙上する。咳症状もしくは SaO$_2$ 低下を来したら，速やかに頭部を下げさせて頸部保持する。また，誤嚥性肺炎防止のため，意識レベルの低下や嘔吐を避けることも重要であろう（麻酔管理の項目での嘔気・嘔吐に関する記述を参照のこと）。

文献

1) Shinoura N, Yamada R, Kodama T, Suzuki Y, Takahashi M, Yagi K: Association of motor deficits with head position during awake surgery for resection of medial motor area brain tumors. Minimally invasive neurosurgery. MIN 48:315-321, 2005

2-8. 刺激結果からの意思決定

2-8-1. てんかん

てんかん症例では電気刺激による脳機能マッピングの結果が信頼できるかどうかを充分に検討する。焦点はしばしば脳機能部位を含み，焦点摘出範囲が術後の発作コントロールと関係する。てんかん原性焦点と脳機能部位の両者の広がりや重なりを充分に調べて個々の病態で機能部位を含めた焦点切除の適応について慎重に検討することが望まれる。

解説 てんかんは機能的疾患であり，手術に伴う機能障害の有無は手術適応そのものに影響する。個々の症例で手術加療および焦点摘出範囲の意思決定を行うには，てんかんの病態についてよく理解することが重要である。電気刺激による脳機能マッピング結果の判断には以下の注意を要する。

てんかん症例では機能部位における皮質興奮性が変化しており，電気刺激による偽陽性・偽陰性ともに生じうる[1]。また，脳機能部位の位置が解剖学的位置から変位しうる。このために電気刺激による脳機能マッピングは慎重に行う必要があり，functional MRI（fMRI），positron emission tomography（PET），MEG など各種非侵襲的生理学的検査の結果を参考に硬膜下電極留置を行い，詳細なマッピングを行うことが望まれる。脳表電極使用により，電気刺激による症状発現と随意活動による誘発電位測定という相補的皮質機能検索が可能である。

てんかん原性焦点はしばしば脳機能部位と重なり，その場合軟膜下皮質多切術（multiple subpial transection, MST）よりも焦点切除が，さらに切除範囲が完全であるほど術後てんかん発作のコントロールは良好である[2]。てんかん焦点における脳機能部位摘出後に永続する機能障害は 0 〜 63% で出現すると報告されている。ただし，症例数が少なく，機能部位全体に占める摘出率や代償機構として働きうる部位の摘出の検討，そして摘出中止の判断については不明確である。

文献

1) Palmini A, Gambardella A, Andermann F, Dubeau F, da Costa JC, Olivier A, Tampieri D, Gloor P, Quesney F, Andermann E, Paglioli E, Paglioli-Neto E, Andermann LC, Leblanc R, Kim HI: Intrinsic epileptogenicity of human dysplastic cortex as suggested by corticography and surgical results. Annals of neurology 37:476-487, 1995

2) Pondal-Sordo M, Diosy D, Téllez-Zenteno JF, Girvin JP, Wiebe S: Epilepsy surgery involving the sensory-motor cortex. Brain 129: 3307-3314, 2006

2-8-2. 脳腫瘍

 推奨

> マッピングにより機能組織であれば温存するべきである。しかし摘出優先の同意が得られている場合や確からしく摘出可能を術者が判断した場合はその限りではない。またマッピングに経験を積み，偽陽性（刺激で陽性所見が認められたが機能組織ではない）に充分留意しなければならない。

解説 Awake surgery での術中機能的検査には電気刺激によるマッピングと神経所見を観察するモニタリングがある。マッピングは機能組織を同定し，脳腫瘍の摘出時に，機能組織の摘出や損傷による神経学的合併症を防ぐために施行する。したがってマッピングで症状発現した部位は機能部位の可能性が高いため，原則温存する。さもなくばawake surgeryを施行する意味がない。初回陽性部位を摘出せず機能温存し，再発時同部位がマッピングで陰性となる"可塑性"はDuffauらが多数報告しているが，約33%の症例で起こるとの報告がある[1]。

しかし，術前の手術同意の際に，腫瘍と機能組織が共存していた場合[2]にも，合併症のリスクを受容した上で腫瘍を摘出する方を優先するという意思が確認されている場合や，反応があっても術後の永続的症状のでる可能性が低い場合（例：補足運動野や陰性運動野）にはその限りではない。

また，実際反応が出たと思われていても偽陽性のことがあり，マッピングに充分習熟すべきである。偽陽性所見が得られる条件として，覚醒状態が不良でタスクに返答できる状態でな

いことが多く，タスクの与える条件が不良（ドレープが目を覆い画面が見えない）などの初歩的なものもある。物品呼称で，実際は眼球運動線維の刺激で共同偏視がおこり，画面を凝視できないために答えられなかったのが，言語停止とした例もある（記録ビデオで判明）。

　損傷を避けるべく出来る限り言語野を同定してから摘出する"positive mapping" strategy がリスク低減には適している。しかし，言語野が同定できない症例が17%（14例/82例）存在し，下前頭回三角部に腫瘍が存在する場合に有意に多く注意を要する[3]。Berger ら[4]は positive control として言語野を同定する（加えて同定するための大開頭を行う）必要はなく，一定の条件下（60Hz, 最大6mA）で言語野が摘出範囲内になければ摘出してよいという"negative mapping" strategy を提案している。術前 eloquent area と考えられた領域が最終的に negative mapping という明らかな結果が得られた場合に腫瘍摘出率は高く，最も awake surgery の有効性が確認される[5]。しかし，あくまでも基本は言語野を含めた陽性所見を確認してからの摘出であり，安全性が担保される。

　この negative mapping で優位半球言語マッピング102例の定位的記録では，言語停止は51%の症例で発生し，後方下前頭回が最も多く，背側前運動野，後方上側頭回にも認められた。失名詞は33%の症例に発生し，後方上側頭回を中心に後方中側頭回，角回，縁上回に広く分布していた。そして，古典的 Broca 野か Wernicke 野にある症例，あるいは多脳葉に広がっている症例では非典型的部位に言語野が同定される確率が有意に高いという結果を示した[6]。

　覚醒下で言語マッピングを用いれば，積極的な摘出を行っても非常に低い合併症率で手術を施行できることを示したのみならず，臨床系トップジャーナルで言語マッピングが掲載されたことは意義深く，グリオーマの手術手技としての有用性の評価が得られたと考えられる。

文献

1) Southwell DG, Hervey-Jumper SL, Perry DW, et al: Intraoperative mapping during repeat awake craniotomy reveals the functional plasticity of adult cortex. J Neurosurg 124:1460-1469. doi: 10.3171/2015.5. JNS142833. Epub 2015 Nov 6., 2016

2) Skirboll SS, Ojemann GA, Berger MS, Lettich E, Winn HR: Functional cortex and subcortical white matter located within gliomas. Neurosurgery 38:678-684; discussion 684-675, 1996

3) Saito T, Muragaki Y, Maruyama T, et al: Difficulty in identification of the frontal language area in patients with dominant frontal gliomas that involve the pars triangularis. J Neurosurg 125(4):803-811, 2016

4) Sanai N, Mirzadeh Z, Berger MS: Functional Outcome after Language Mapping for Glioma Resection. N Engl J Med 358:18, 2008

5) Kumabe T, Sato K, Iwasaki M, et al: Summary of 15 years experience of awake surgeries for neuroepithelial tumors in tohoku university. Neurol Med Chir (Tokyo) 53:455-466, 2013

6) Chang EF, Breshears JD, Raygor KP, et al: Stereotactic probability and variability of speech arrest and anomia sites during stimulation mapping of the language dominant hemisphere. J Neurosurg 126:114-121, 2017

第2章

Awake Surgery の麻酔管理

はじめに

　1800 年代には，てんかん患者の焦点切除が局所麻酔のみで開頭して行われた[1]。脳波はまだ使われておらず，直接皮質を刺激することによって，てんかん焦点の決定や機能的に重要な部位を同定しており，現在の awake surgery の原型と思われる。1900 年代に入り鎮静を併用して，患者にとってより快適な手術が行われるようになった[2]。コデイン，チオペンタール，メペリジンなどを用いて，自発呼吸下あるいは部分的に気管挿管を行って管理された。てんかん外科では術中脳波所見が重要視されるようになっていたが[3]，1960 年代にneurolept-analgesia（NLA）が麻酔に導入され，とくにドロペリドールとフェンタニルの組合せは術中脳波への影響が少なく，側頭葉てんかん患者の手術で有用とされた[4]。また，長時間作用型局所麻酔薬ブピバカインの開発により awake surgery がやり易くなった。そして多くの難治性てんかんの手術が NLA で行われた[5, 6]。その後，スフェンタニル，アルフェンタニルなど作用時間の短い鎮痛薬が開発され試みられた[7]。プロポフォールが臨床使用されるようになり，作用時間が短く，抗痙攣作用があり，制吐作用を有することから awakesurgery に導入され[8]，現在主な鎮静薬として広く用いられている。また近年，デクスメデトミジン[9] やレミフェンタニル[10] など新たな麻酔薬が導入され，一方気道管理ではラリンジアルマスクが利用されるようになった[11]。しかし，気道管理，術中痙攣の対処など通常の全身麻酔とは異なる管理が必要であり，より確実にかつ安全な麻酔管理を行う上で，このガイドラインを参考にしていただきたい。

　ただし，awake surgery の麻酔管理に関してエビデンスは限られており，実際に行われている管理法で，検討委員が推奨されると判断した方法を提示したものである。

　上記の緒言として awake surgery 麻酔管理のガイドラインは 2012 年に策定された。その後，awake surgery の施行施設や施行数も増加し，2015 年からは施設認定により保険診療にも組み込まれた。Awake surgery は，患者の言語をはじめとする高次機能の温存のために，脳神経外科医，麻酔科医，言語療法士，看護師，臨床工学士などがチーム医療として取り組むべき分野である。したがって awake surgery 麻酔管理のガイドラインは，麻酔科医のためのガイドラインにとどまらず，チームを構成する他分野の皆さんにとっても，麻酔科が何を基準に麻酔管理を行なっているか，その基本姿勢を示すためのガイドラインといえる。その基本は，患者の安全と周術期や術後の quality of life の向上であるのはいうまでもない。ただ，初版を発行後 8 年が経過し，新たな麻酔管理の方法も導入された。そこでこれら新たに加わった方法を本ガイドラインに組み込み，第 2 版の awake surgery 麻酔管理のガイドラインを策定した。

文 献

1） Horsley V.: Brain-surgery. Br Med J 2:670-675, 1886
2） Pasquet A.: Combined regional and general anesthesia for craniotomy and cortical exploration. Current Researches in Anesthesia and Analgesia 33:156-164, 1954
3） Penfield W.: Combined regional and general anesthesia for craniotomy and cortical exploration. I. Neurosurgical considerations. Curr Res Anesth Analg 33:145-155, 1954
4） Gilbert RGB. Brindle GF, Galindo A.: Anesthesia for neurosurgery. Int Anesthesiol Clin 4:842-847, 1966
5） Manninen P, Contreras J.: Anesthetic considerations for craniotomy in awake patients. Int Anesthesiol Clin 24:157-174, 1986
6） Archer DP, McKenna JMA, Morin L, Morin L, Ravussin P.: Conscious-sedation analgesia during craniotomy for intractable epilepsy:a review of 354 consecutive cases. Can J Anaesth 35:338-344, 1988
7） Gignac E, Manninen PH, Gelb AW.: Comparison of fentanyl, sufentanyl and alfentanyl during awake craniotomy for epilepsy. Can J Anaesth 40:421-424, 1993
8） Silbergeld DL, Mueller WM, Colley PS, Ojemann GA, Lettich E.: Use of propofol for awake craniotomies. Surg Neurol 38:271-272, 1992
9） Bekker AY, Kaufman B, Samir H, Doyle W.: Use of dexmedetomidine infusion for awake craniotomy. Anesth Analg 92:1251-1253, 2001
10） Berkenstadt H, Perel A, Hadani M, Unofrievich I, Ram Z.: Monitored anesthesia care using remifentanil and propofol for awake craniotomy. J Neurosurg Anesthesiol 13:246-249, 2001
11） Tongier WK, Joshi GP, Landers DF, Mickey B.: Use of the laryngeal mask airway during awake craniotomy for tumor resection. J Clin Anesth 12:592-594, 2000

麻 酔 管 理

1. 基本方針

推奨

1.1 綿密な手術・麻酔計画の元に外科医，手術室スタッフとの意思の疎通を図る。

1.2 術中は呼吸管理上のトラブルや，急変するリスクを伴う為，awake surgery について充分に習得した麻酔科医による管理又は監督を必要とする。

1.3 術中の急変時に安全に対応するため，担当麻酔科医に加え，応援麻酔科医を確保する。

1.4 術中に麻酔科医が awake surgery の継続が困難と判断した場合，全身麻酔への移行が速やかに行われるよう外科医，手術室スタッフの協力体制が確保されていなければならない。

1.5 確実な気道確保を行っていないので，気道系から吸収・排泄される吸入麻酔薬は使用しない。(Awake surgery では $PaCO_2$ の管理が不確実なので脳容積を増大させる可能性がある吸入麻酔薬は避けた方がよい。) プロポフォールを基本的な鎮静薬として用いる。

1.6 基本的には自発呼吸下で管理するので，鎮静薬・鎮痛薬の慎重な titration を行う。また局所麻酔による鎮痛を最大限に行う。(意識消失時期に声門上器具などを用いて調節呼吸での管理も可能である。)

1.7 気道トラブルにつながる悪心・嘔吐対策が重要である。

1.8 マッピング中の電気刺激により痙攣が誘発されることがまれではなく，時には続行不可能となるので，速やかな対応が必要である。

解説　Awake surgery は，20世紀初頭，てんかんに対する外科治療に用いられ，その後，運動・感覚野や言語野などの eloquent area に関連する脳腫瘍，脳動静脈奇形，脳動脈瘤などの手術へと応用された[1, 2]。Awake surgery の目的は，患者の予後と QOL を高めるため，手術による脳機能の障害を防ぎ，かつ病巣を正確に切除することである。麻酔管理上は，患者の安全を第一義に，精神物理的な苦痛を取り除き，必要な手術が遂行できることを目的とする。Awake surgery の麻酔管理の詳細については，本ガイドラインの各項目とそれらの解説に記載している。

Awake surgery の麻酔管理についての randomized control study（RCT）は未だ少ないため，本ガイドラインでは，エビデンスに基づかない部分は，awake surgery に精通した施設で推奨されている方法を基本とした。したがって，今後エビデンスに基づいた麻酔管理法が報告されれば，本ガイドラインも，適宜見直していく必要がある。

Awake surgery を成功させるためには，まずは患者の協力が不可欠である。次いで，本法に精通した脳神経外科医，麻酔科医，手術室スタッフの術前・術中の意思疎通と意見の一致が必要である。麻酔管理上，気道確保を維持し，循環動態を安定させ，脳圧の増加を防がなければならない。Awake surgery では $PaCO_2$ の管理が不確実なため，脳容積を増大させる可能性のある吸入麻酔薬は避けたほうがよい。このため現在 awake surgery ではプロポフォールを用いた鎮静や全身麻酔が一般的である。一方，意識消失時期には，声門上器具などを用いて調節呼吸管理も行える。これら呼吸管理の詳細については，ガイドライン各項目に記載している。

Awake surgery では，局所麻酔により十分な鎮痛を得るため，頭皮ブロックや浸潤麻酔を行うため，大量の局所麻酔薬を要し，局所麻酔薬中毒に注意する[3]。一方，awake surgery では，悪心・嘔吐や痙攣などの副作用を予防し，出現時には速やかに対処しなくてはならない。気道確保が困難な場合や，他の副作用により患者の安全が確保できない場合は，麻酔科医と脳神経外科医が協議し，速やかに awake surgery を中止し，全身麻酔へ移行を考慮すべきである[4]。

文 献

1）Burchiel KJ, Clarke H, Ojemann GA, Dacey RG, Winn HR.: Use of stimulation mapping and corticography in the excision of arteriovenous malformations in sensorimotor and language-related neocortex. Neurosurgery 24:322-327, 1989

2）Duffau H, Capelle L, Sichez JP, Faillot T, Abdennour L, Law Koune JD, et al.: Intra-operative direct stimulation of the central nervous system:the Salptriere experience with 60 patients. Acta Nurochir（Wien）141:1157-1167,1999

3）Archer DP, McKenna JMA, Morin L, Ravussion P.: Conscious sedation analgesia during craniotomy for intractable epilepsy:a review of 354 consecutive cases. Can J Anaesth 35:338-344, 1988

4）Piccioni F, Fanzio M.: Management of anesthesia in awake craniotomy. Minerva Anestesiol 74:393-408, 2008

2. 前投薬

> **推奨**
>
> **2.1** 確実な術中覚醒を得るため，鎮静作用が残存する可能性のある前投薬は行わない。
>
> **2.2** やむを得ず投与する場合は拮抗が可能なベンゾジアゼピン系薬剤とする。
>
> **2.3** 覚醒中の鎮静を目的とした術中デクスメデトミジンの投与は覚醒操作中の呼吸器合併症リスクを減少させる可能性がある。
>
> **2.4** 抗てんかん薬の術前投与は主治医と協議の上決定する。

解説　Awake surgery では，術中に十分に覚醒させ言語タスクや運動タスクを行い，信頼に足る結果を得ることが重要であり，その結果に従い切除範囲を決めることになる。従って，覚醒に影響を与える可能性がある薬剤は，投与しないのが原則である。

この手術を行うに当たっては，患者—主治医—麻酔科医—手術スタッフの間に良好な信頼関係を築くことがもっとも肝心である[1]。患者を中心としたこのような信頼関係を構築することで，鎮静薬の必要性は低くなる。しかしながら，やむを得ず鎮静薬の投与が必要な場合は，拮抗が可能なベンゾジアゼピン系薬剤を用いるのが良いと考えられる。対象疾患が腫瘍の場合は，鎮静により高二酸化炭素血症が生じる結果脳圧が上昇する危険性があり，特に注意が必要である。

痙攣は，awake surgery 中，もっとも重大な合併症の一つである。痙攣が継続し，呼吸停止が生じた際，人工呼吸が困難な場合は致命的な結果に結びつく。一方で，患者の状態も考慮する必要があるため，抗てんかん薬の術前投与については主治医と協議の上決定するべきである。なお，プロポフォールには抗痙攣作用も有していることを銘記されたい。覚醒操作の中断は術後合併症リスクを増大させ，入院期間も延長させるが[2]，覚醒操作中のデクスメデトミジンによる鎮静は呼吸器合併症リスクを低減させるために有用である可能性がある一方で[3]，タスクの質を低下させる懸念もあり適応には慎重を期すべきである。

その他，一般の手術でも投与されていると考えられる H_2 ブロッカーなどについては，施設の方針に委ねることとする。

制吐剤に関しては，塩酸メトクロプラミド（プリンペラン®）は，蠕動亢進による弊害の危険性もあり，推奨はしない。海外の文献では，脳圧のコントロールと制吐目的に，デキサメタゾンを投与している場合があるが，日本では保険適用がないことを留意されたい。また，プロポフォール自体にも制吐作用を期待できる。

文 献

1) Whittle IR, Midgley S, Georges H, Pringle AM, Taylor R.: Patient perceptions of "awake" brain tumor

surery. Acta Neurochir（Wien）147:275-277, 2005

2） Nossek E1, Matot I, Shahar T, Barzilai O, Rapoport Y, Gonen T, Sela G, Korn A, Hayat D, Ram Z.: Failed awake craniotomy: a retrospective analysis in 424 patients undergoing craniotomy for brain tumor. J Neurosurg 118:243-249, 2013

3） Goettel N, Bharadwaj S, Venkatraghavan L, Mehta J, Bernstein M, Manninen PH.: Dexmedetomidine vs propofol-remifentanil conscious sedation for awake craniotomy: a prospective randomized controlled trial. Br J Anaesth 116:811-821, 2016

3. 基本モニター，準備

推奨

3.1 術前に患者の精神的評価，気道を含めた身体的評価を行う。

3.2 術前の手術シミュレーションは，患者の不安を軽減するのに効果的である。

3.3 手術台のマットレスは，体圧分散性と安定性の高いものを使用する。

3.4 体位（仰臥位，側臥位），鎮静法（Asleep-Awake-Asleep, Monitored anes-thesia care, Awake-Awake-Awake），呼吸管理法（自発呼吸，調節呼吸），気道確保デバイス（声門上器具，気管挿管）などの選択を予め確認しておく。

3.5 心電図，経皮的酸素飽和度，呼気二酸化炭素分圧，尿量，体温をモニターする。

3.6 麻酔薬の持続投与および輸血に対応できる末梢静脈路を確保する。

3.7 動脈路を確保し，観血的動脈圧と動脈血二酸化炭素分圧をモニターする。

3.8 術中に覚醒させるため患者プライバシーの保護，適度な室温管理にも配慮する。

解説　一般的な全身麻酔下の手術と比べると，awake surgery は患者にとって精神的，肉体的負担が大きい。Awake surgery の必要条件として患者自身の前向きな強い意志が必要である[1]。手術日までに麻酔科医は患者に面会し良好な関係を築いておくことで，術中覚醒時の精神的，身体的ストレスに対してスムーズに介入することができる[2]。術中覚醒までは声門上器具などによる不確実な気道確保，または気道デバイスを用いない状態での鎮静を行うことがあるため，術前に気道評価を行っておくことも重要である[3]。Body mass index（BMI）が 30 を超える症例では，気道あるいは呼吸に関するトラブルが増加することが知られており，その適応を含め注意を要する[4]。

　手術日までに患者に手術シミュレーションを行ってもらうことは，不安の軽減に効果的である。手術室に入って手術台で体位をとってもらって可能な限り手術当日の環境を体験してもらう。長時間に及ぶ手術でも，同じ体位に耐えられるように手術台のマットレスは患者の体圧を均等に分散し血行を妨げることのない状態を維持できるものを準備する。

　術中の体位（仰臥位，側臥位），鎮静法（Asleep-Awake-Asleep, Monitored anes-thesia care, Awake-Awake-Awake），呼吸管理法（自発呼吸，調節呼吸），気道確保デバイス（声門上器具，気管挿管）などに関しては様々な方法が提唱されているが，術式や患者因子を踏まえてその施設で最適な方法を選択し，必要な薬剤や物品を準備する[5]。

　術中モニターの装着については，基本的に日本麻酔科学会の指針を遵守する。Awake surgery では，非気管挿管下で鎮静を行うことがあるため厳重な呼吸管理が求められる。気道確保デバイスを用いず自発呼吸を温存する場合には，呼吸回数や呼吸努力の有無など，さらに注意深い観察が必要である。麻酔管理をする上では，患者の口元，頸部，胸部が十分観察できるように透明ドレープを使うなど，容易に呼吸状態を観察できるよう環境を整えることが必要である。Awake surgery における気道確保の方法は，二つに分類される。何らデバイスを使わず患者の自然呼吸に委ねる方法と，声門上器具に代表される気道確保デバイスを使う方法である。後者の場合は，自発呼吸を基本として必要に応じて呼吸補助を行う方法と，積極的に人工呼吸を行う方法がある。気管挿管は，覚醒時の咳の誘発による合併症，嗄声など喉頭機能の抑制など，覚醒試験時の妨げになることが強く予想されるために推奨されない。一方，必要に応じて呼吸補助や緊急時に気管支鏡下に気管挿管するために，気管チューブを経鼻的に咽頭部に留置するという方法もあるが，鼻出血などが問題となる。

　鎮静時に自発呼吸を温存する場合，呼吸抑制や舌根沈下によって換気量が減少し高二酸化炭素血症を招く[6]。高二酸化炭素血症は脳腫脹による頭蓋内圧亢進を引き起こし，術中覚醒時の悪心，嘔吐の原因となる。声門上器具のような気道確保デバイス使用下で調節呼吸による呼吸管理が，$PaCO_2$ のコントロールには有利である。正確な $PaCO_2$ 評価のためには，動脈にカニュレーションしておいて動脈血ガス分析を行う。

　Awake surgery 中の空気塞栓も報告されている。特に声門上器具を使わずに自発呼吸で管理している場合は注意を要する。この場合前述のように呼気二酸化炭素分圧は有用ではなく，SpO_2 の変化も呼吸状態の悪化によるものか空気塞栓によるものかの判別が困難である[7,8]。舌根沈下ぎみで胸腔内圧が大きく陰圧になればその分，空気が引き込まれるリスクは高くなる。麻酔薬に関しては，脳機能タスクが実施できる良好な覚醒状態に速やかに移行できる代謝の速い薬剤を選択する。フェンタニルを使用する場合は，覚醒不良の原因となるため最小限にとどめるべきである。Target controlled infusion を用いたプロポフォールとレミフェンタニルによる Asleep-Awake-Asleep での麻酔管理がよく行われている。Asleep-Awake-Asleep 法では，脳機能タスク開始までは Bispectral index（BIS）などの脳波モニターを使用して麻酔深度を調節することも有効である[9]。近年，デクスメデトミジンが局所麻酔下における非挿管での手術時の鎮静として使用可能になったことから Monitored anesthesia care による麻酔管理も選択できる[10]。局所麻酔薬による選択的頭皮神経ブロックは，意識に影響させずに効果的な鎮痛を得られるため脳機能タスク時に良好な覚醒状態を提供できる[11,12]。選択的頭皮神経ブロックは，awake surgery の麻酔管理には必須である。また，三点固定

する場合には，頸部を強くねじったり前屈することがないよう，術者と確認することが必要である。最後に，術中に覚醒させるという特殊な状態のため患者プライバシーの保護，患者優先の室温管理にも配慮するべきである。

文 献

1) Santini B, Talacchi A, Casagrande F, Casartelli M, Savazzi S, Procaccio F, Gerosa M.: Eligibility criteria and psychological profiles in patient candidates for awake craniotomy: a pilot study. J Neurosurg Anesthesiol 24:209-216, 2012

2) Potters JW, Klimek M.: Awake craniotomy: improving the patient's experience. Curr Opin Anaesthesiol 28:511-516, 2015

3) Hervey-Jumper SL, Li J, Lau D, Molinaro AM, Perry DW, Meng L, Berger MS.: Awake craniotomy to maximize glioma resection: methods and technical nuances over a 27-year period. J Neurosurg 123:325-339, 2015

4) Skucas AP, Artru AA.: Anesthetic complications of awake craniotomies for epilepsy surgery. Anesth Analg 102:882-887, 2006

5) Stevanovic A, Rossaint R, Veldeman M, Bilotta F, Coburn M.: Anaesthesia Management for Awake Craniotomy: Systematic Review and Meta-Analysis. PLoS One 2016 May 26; 11（5）: e0156448

6) Sarang A, Dinsmore J.: Anaesthesia for awake craniotomy--evolution of a technique that facilitates awake neurological testing. Br J Anaesth 90:161-165, 2003

7) Scuplak SM, Smith M, Harkness WF.: Air embolism during awake craniotomy. Anaesthesia 50: 338-340, 1995

8) 森本康裕, 坂部武史 .: Awake craniotomy の実際，定位脳手術の麻酔管理を中心として. 古家仁編. Awake craniotomy の実践－麻酔管理の要点－. 東京：真興交易（株）医書出版部, 2003, pp.38-60

9) Soehle M, Wolf CF, Priston MJ, Neuloh G, Bien CG, Hoeft A, Ellerkmann RK.: Propofol Pharmacodynamics and Bispectral Index During Key Moments of Awake Craniotomy. J Neurosurg Anesthesiol 2016 Sep 27. [Epub ahead of print]

10) Garavaglia MM, Das S, Cusimano MD, Crescini C, Mazer CD, Hare GM, Rigamonti A.: Anesthetic approach to high-risk patients and prolonged awake craniotomy using dexmedetomidine and scalp block. J Neurosurg Anesthesiol 26: 226-233, 2014

11) Geze S, Yilmaz AA, Tuzuner F.: The effect of scalp block and local infiltration on the haemodynamic and stress response to skull-pin placement for craniotomy. European Journal of Anaesthesiology 26: 298-303, 2009

12) Guilfoyle MR, Helmy A, Duane D, Hutchinson PJ.: Regional scalp block for postcraniotomy analgesia: a systematic review and meta-analysis. Anesth Analg 116: 1093-1102, 2013

4. 入室, 導入, 局所麻酔

 推奨

4.1 各種モニターをセットし, バイタルサイン確認後, 酸素投与を開始する。

4.2 プロポフォール単独またはフェンタニル（あるいはレミフェンタニル）併用で麻酔を導入する。鎮静度管理上, プロポフォールは TCI で投与するのが望ましい。覚醒前のフェンタニル使用は最小限とする。

4.3 自発呼吸下, または声門上器具を挿入して補助呼吸あるいは調節呼吸下で管理する。

4.4 尿道カテーテルを挿入する。

4.5 局所麻酔薬による鎮痛を十分に行う。皮切部の浸潤麻酔に皮切部位に応じた神経ブロックを併用するとより効果的である。局所麻酔薬はロピバカイン, レボブピバカインなどの長時間作用型を主に用いる。

解説 不確実な気道確保では吸入麻酔薬による全身麻酔の管理が困難である（効果の調節が不確実となる, 手術室が吸入麻酔薬で汚染される）。脳波への影響・興奮期が存在する吸入麻酔薬よりも, 爽やかで明瞭な覚醒が得られる静脈麻酔薬プロポフォールを選択する。

プロポフォールの鎮静効果は体内濃度に依存するため, 効果を厳密に調節するためには体内濃度（効果部位濃度）の調節が容易な TCI (Targeted controlled infusion) の利用が望ましい。プロポフォールの反復投与・持続投与を利用する場合も, 薬物動態シミュレーションを用いて計算される体内濃度の調節を心がける。

鎮痛を得るために投与されるオピオイドは, 残存効果により覚醒後の意識状態に影響を及ぼす。覚醒前の強い手術刺激に対しては効果が速やかにかつ確実に消失するレミフェンタニルにより対処するのが望ましい。一方, 鎮痛作用の軽度な残存を期待して, 最小限のフェンタニルを少量分割投与することも合理的である。

気道確保は, フェイスマスクまたは声門上器具を基本とする。気管挿管による気道確保は, 覚醒させた段階での抜管操作を安全に行うことが困難である。声門上器具を利用する場合, 自発呼吸だけでなく, 補助呼吸・調節呼吸を安全に行うことができる。なお, 声門上器具を使用する場合でも原則として筋弛緩薬を投与しない。

覚醒中の咽頭部違和感・悪心につながるため, 胃管は挿入しない。全身麻酔中に挿入の必要がある場合には, 覚醒前に抜去する。

長時間手術が見込まれるため, 手術開始までに尿道カテーテルを挿入する。

意識下開頭術の麻酔管理で最も重要な点は, 手術創部の痛みを完全に遮断することである。全身性の静脈麻酔薬は意識状態・呼吸状態に影響を及ぼすため, 局所麻酔薬を用いた鎮痛を基本とする。長時間手術に対応するため, 長時間作用性の局所麻酔薬（ロピバカイン, レボ

ブピバカイン）を中心に，エピネフリン添加リドカインも併用されている。意識下開頭術での局所麻酔による血中濃度の報告では，ロピバカイン平均 3.6 mg/kg でも局所麻酔中毒などの問題が生じていないが，局所麻酔薬中毒には十分注意する。局所麻酔はピン固定刺入部，皮切部位周囲への浸潤麻酔，皮切部位に応じた神経ブロック（眼窩上神経，大後頭神経など）を行う。局所麻酔薬を浸したガーゼを創部に押し当てる方法もある。局所麻酔薬が脳実質に接触すると痙攣など中枢神経症状を引き起こすため，硬膜切開後の局所麻酔薬投与は慎重に行う。

文 献

1) 佐藤清貴，川真田樹人，長田　理，川口昌彦，森本康裕，加藤正人，坂部武史 .: awake craniotomy 麻酔管理の現状. 麻酔 57:492-496, 2007
2) Costello TG, Cormack JR, Hoy C, Wyss A, Braniff V, Martin K, Murphy M.: Plasma ropivacaine levels following scalp block for awake craniotomy. J Neurosurg Anesthesiol 6:147-150, 2004

5. 覚醒に向けて

推奨

5.1 原則として覚醒中は鎮静・鎮痛薬を投与しないが，覚醒の程度（鎮静のレベル）について脳外科医の希望を確認する。

5.2 硬膜切開が終了した時点でプロポフォールを中止する。何らかの鎮静を続ける場合はプロポフォールなどを必要量持続する。

5.3 覚醒の過程で突然体動が出現することがあるので厳重に監視する。

5.4 声門上器具などを使用している場合は自発呼吸を確認し，抜去する。

5.5 不穏となり，安静が維持できない場合は主治医と協議の上術中覚醒を断念し，通常の全身麻酔に移行する場合もある。

解説 脳機能マッピングに含まれるタスクの内容や検査，てんかん焦点摘出範囲の決定のための electorocorticography（ECoG）は，一般に鎮静薬や鎮痛薬の影響を受けやすいため覚醒中は鎮静・鎮痛薬を投与しないのが原則である。覚醒前に投与した麻酔薬であっても覚醒の程度には影響するため，予定されている検査の種類など脳外科医の希望を確認するとともに患者の術前状態も考慮して麻酔深度のコントロールを十分に行う。覚醒不良のため機能局在評価が困難になる場合があることも報告されている[1]。

強い外科的刺激が加わる期間すなわち頭皮切開，筋の剥離，骨弁取り外し，硬膜操作の

間の十分な鎮静と鎮痛を行い，硬膜切開が終了した時点でプロポフォール投与を終了する[2]。覚醒の過程では，通常の手術麻酔と同じく体動が出現することがある。開頭手術が進行中であるため十分に監視し必要に応じて体動を制御することができる態勢をとるようにする。またこの時期は呼吸や循環の状態の変化が大きいこともあり迅速に対処する必要がある[3]。

胃管や声門上器具を使用している場合は，自発呼吸を確認し，覚醒時に抜去する。

不穏となり，安静が維持できず，機能検査に協力を得られない場合がある[4]。一時的な興奮，疼痛，体位，低体温や麻酔薬の残存，尿道カテーテル等が原因と考えられる場合はそれぞれに対処する。原因が不明な場合や取り除くことのできない原因と考えられる場合は，主治医と協議の上，術中覚醒を断念し，手術の中止や通常の全身麻酔に移行する場合がある。

文 献

1) 佐藤清貴，川真田樹人，長田　理，川口昌彦，森本康裕，加藤正人，坂部武史 .: awake craniotomy 麻酔管理の現状. 麻酔 57:492-496, 2008

2) Huncke K, Van de Wiele B, Fried I, Rubinstein EH.: The asleep-awake-asleep anesthetic technique for intraoperative language mapping. Neurosurgery 42:1312-1316, 1998

3) Keifer JC, Dentchev D, Little K, Warner DS, Friedman AH, Borel CO. A retrospective analysis of a remifentanil/propofol general anesthetic for craniotomy before awake functional brain mapping. Anesth Analg 101:502-508, 2005

4) Berkenstadt H, Perel A, Hadani M, Unofrievich I, Ram Z. Monitored anesthesia care using remifentanil and propofol for awake craniotomy. J Neurosurg Anesthesiol 13:246-249, 2001

6. 覚醒中

推奨

6.1 原則として，鎮静薬，鎮痛薬の全身投与は行わない。

6.2 軽度の鎮静を行う場合はプロポフォールなどを必要最小限投与する。（デクスメデトミジンを鎮静薬として使用する報告もある。自発呼吸下のレミフェンタニル投与は呼吸抑制のため推奨しない。）

6.3 疼痛の訴えがある場合はまず局所麻酔の追加で対処する。

6.4 悪心・嘔吐が起こった場合

6.4.1 手術操作を中断し，メトクロプラミドやセロトニン受容体拮抗剤を投与し，症状消失を待つ。

6.4.2 吐物を除去し，誤嚥を防ぐよう努める。症状が激しく，収まらない場合はプロポフォールでの鎮静を考慮し，awake surgery の中止について外科医と検討する。

6.5 痙攣が起こった場合

6.5.1 手術操作，特に電気刺激を中止する。（脳波をモニターしている場合は spike が出現した時点で，操作を中止する。）

6.5.2 脳表を冷水で冷やす。

6.5.3 プロポフォールを入眠量投与する。

6.5.4 フェニトイン 250 mg を点滴静注する。

6.5.5 プロポフォールの追加投与，あるいはミダゾラム，チオペンタールなどを用いても痙攣が消失しない場合は，awake surgery を中止する。

解説 覚醒中は，機能野のマッピングやてんかん焦点の同定などへの影響を最小限にするため，原則として鎮静薬や鎮痛薬の全身投与を行わない。疼痛に対しては，基本的に局所麻酔薬の追加で対応する。患者の精神状態の悪化や興奮を予防するために少量の鎮静薬や麻薬を投与する場合もあるが，機能評価への影響が出る可能性を常に考慮しなければならない。近年，覚醒中にデクスメデトミジンやレミフェンタニルを使用した awake surgery の麻酔の報告もある[1-10]。呼吸抑制が少なく鎮静が可能なデクスメデトミジンには有用性があり，マッピング時にも有効かつ安全に投与ができるとの報告がある。しかし，デクスメデトミジンの投与下では覚醒が悪く投与量の減量や中止が必要であった例なども報告されている。また，低用量のレミフェンタニルを覚醒時，自発呼吸下で使用可能であり，呼吸抑制の可能性や高炭酸ガス血症に伴う脳腫脹を考慮しつつ，急性耐性にも注意し使用すべきである[11]。

Awake surgery における悪心嘔吐の発生率は報告により異なるが，プロポフォールを中心とした麻酔管理では 0 − 10％程度と報告されている[7]。悪心嘔吐は患者に不快感を与えるだけでなく，誤嚥による呼吸器合併症のリスクを高めると同時に，体動や脳腫脹増強などにより，手術操作を困難にする場合がある。悪心嘔吐は手術操作や麻薬の使用が誘引となる場合がある。悪心嘔吐が発生した場合は，直ちに手術操作を中断し，メトクロプラミドやセロトニン受容体拮抗剤を投与する。ただし，セロトニン受容体拮抗剤は本邦では適応外使用となるので，各施設での判断を必要とする。症状が激しく，改善しない場合はプロポフォールでの鎮静を考慮し，場合により awake surgery の中止も考慮しなければならない。悪心嘔吐の予防を目的に薬剤が使用されている報告もあるが，awake surgery におけるその有効性については不明である。

Awake surgery における術中の痙攣の発生率は，対象となる疾患やその定義により異なるが，0 − 24％程度と報告されている[12,13]。特に脳機能マッピングで電気刺激を施行している時に発生しやすい。痙攣が発生した場合は，手術操作特に電気刺激を中止し，冷却した

リンゲル液や生理食塩水などで脳を冷却する。脳波をモニターしている場合は spike が出現した時点で，操作を中止する。大部分は手術操作の中断と脳の冷却により消失する。無効の場合は，入眠量のプロポフォールやフェニトインを投与する。フェニトインについてはその予防効果の有効性は確認されていないが，術前から有効血中濃度に保たせておくことが望ましいとされている。さらに，プロポフォールの追加投与，あるいはミダゾラム，チオペンタールなどを用いても痙攣が消失しない場合は，awake surgery を中止する。難治性の痙攣に対し，気管挿管による全身麻酔を必要とした例も報告されている [14]。Awake surgery 中は常に気道管理の変更や全身麻酔への移行ができる態勢でなければならない。

文 献

1）Mack PF, Perrine K, Kobylarz E, Schwartz TH, Lien CA.: Dexmedetomidine and neurocognitive testing in awake craniotomy. J Neurosurg Anesthesiol 16:20-25, 2004

2）Ard JL Jr, Bekker AY, Doyle WK.: Dexmedetomidine in awake craniotomy:a technical note. Surg Neurol 63:114-116, 2005

3）Souter MJ, Rozet I, Ojemann JG, Souter KJ, Holmes MD, Lee L, Lam AM.: Dexmedetomidine sedation during awake craniotomy for seizure resection:effects on electrocorticography. J Neurosurg Anesthesiol 19:38-44, 2007

4）Herrick IA, Craen RA, Blume WT, Novick T, Gelb AW. Sedative doses of remifentanil have minimal effect on ECoG spike activity during awake epilepsy surgery. J Neurosurg Anesthesiol 14:55-58, 2002

5）Sarang A, Dinsmore J.: Anaesthesia for awake craniotomy-evolution of a technique that facilitates awake neurological testing. Br J Anaesth 90:161-165, 2003

6）Lobo F, Beiras A.: Propofol and remifentanil effect-site concentrations estimated by pharmacokinetic simulation and bispectral index monitoring during craniotomy with intraoperative awakening for brain tumor resection. J Neurosurg Anesthesiol 19:183-189, 2007

7）Stevanovic A, Rossaint R, Veldeman M, Bilotta F, Coburn M.: Anaesthesia Management for Awake Craniotomy: Systematic Review and Meta-Analysis. PLoS One 2016;11:e0156448.

8）Goettel N, Bharadwaj S, Venkatraghavan L, Mehta J, Bernstein M, Manninen PH.: Dexmedetomidine vs propofol-remifentanil conscious sedation for awake craniotomy: a prospective randomized controlled trial. Br J Anaesth 116:811-821, 2016

9）Elbakry AE, Ibrahim E.: Propofol-dexmedetomidine versus propofol-remifentanil conscious sedation for awake craniotomy during epilepsy surgery. Minerva Anestesiol 45:6-11, 2017

10）Olsen KS.: The asleep-awake technique using propofol-remifentanil anaesthesia for awake craniotomy for cerebral tumours. Eur J Anaesthesiol 25:662-669, 2008

11）Prontera A, Baroni S, Marudi A, Valzania F, Feletti A, Benuzzi F, Bertellini E, Pavesi G.: Awake craniotomy anesthetic management using dexmedetomidine, propofol, and remifentanil. Drug Des Devel Ther 11:593-598. doi: 10.2147/DDDT.S124736, 2017

12）Stricker PA, Kraemer FW, Ganesh A.: Severe remifentanil-induced acute opioid tolerance following awake craniotomy in an adolescent. J Clin Anesth 21:124-126, 2009r

13）Skucas AP, Artru AA.: Anesthetic complications of awake craniotomies for epilepsy surgery. Anesth Analg 102:882-887, 2006

14）Conte V, Baratta P, Tomaselli P, Songa V, Magni L, Stocchetti N.: Awake neurosurgery:an update. Minerva Anestesiol 74:289-292, 2008

15）Serletis D, Bernstein M.: Prospective study of awake craniotomy used routinely and nonselectively for supratentorial tumors. J Neurosurg 107:1-6, 2007

7. 再導入・閉頭

推奨

7.1 患者の協力を要する場面が終了したら，プロポフォールもしくはデクスメデトミジンにより鎮静状態とする。

7.2 原則として自発呼吸下で管理するが，過鎮静のため気道確保が必要な場合は声門上器具を使用する。（声門上器具の扱いに習熟した麻酔科医は，計画的に声門上器具を用いて閉頭時の麻酔管理を行う場合がある。）

7.3 必要時，局所麻酔薬を追加投与する。ただし，局所麻酔中毒の所見が認められた場合には，その追加投与を止めると共に，気道確保・痙攣への対応など必要な処置を行う。

7.4 痛に少量のフェンタニルを併用することができる。ただし，声門上器具などで気道確保されている場合は必要量のフェンタニルあるいはレミフェンタニルを投与することができる。

解説　Awake surgery の麻酔法には Asleep-Awake-Asleep technique（SAS），Monitored aneasthesia care（MAC），Awake-Awake-Awake technique（AAA）があり[1]，どの方法で行うかによって再導入・閉頭時の麻酔は変わってくる。

　SAS，MAC では閉頭時の麻酔薬としては開頭時と同様プロポフォールが一般的である[2]。腫瘍切除を覚醒下に行うか，プロポフォールによる鎮静下に行うかは各施設の状況，症例により選択する。また腫瘍切除後に再度覚醒させて神経症状を確認している施設もある[2]。その他に MAC ではデクスメデトミジンを使用している報告も散見されプロポフォールと比較して鎮静の質やマッピング時の覚醒度には大きな差はないとされている[3]。AAA では鎮静薬は使用せず局所麻酔薬と鎮痛薬を投与し行う[1]。

　SAS では気道確保の道具として声門上器具が用いられることが一般的である。声門上器具の挿入は通常の症例とは異なり側方尾側よりのアプローチであり，特に頭部がピン固定されている場合にはある程度の習熟を必要とする。挿入時には気道確保困難や体動，咳，嘔吐，頭蓋内圧上昇の危険があり[4]，少なくとも2名の麻酔科医で対応することを推奨する。声門上器具で気道確保した後はフェンタニルのみではなくレミフェンタニルを併用して調節呼吸で管理することができる．気道確保が長時間になる場合は声門上器具を利用して気管挿管したり，エアウェイスコープあるいはエアトラックを使用して気管挿管する[5]ことも選択可能である。

痙攣など患者の急変時には直ちに声門上器具で気道確保できる準備が必要である。鎮痛の不足時には少量のフェンタニルを併用する。開頭時，覚醒時と同様に自発呼吸下でのレミフェンタニルの使用には注意を要する。

文 献

1） Stevanovic A, Rossaint R, Veldeman M, Bilotta F, Coburn M.: Anaesthesia Management for Awake Craniotomy:Systematic Review and Meta-Analysis. PLoS One 2016 May 26;11（5）:e0156448.
2） 佐藤清貴，川真田樹人，長田　理，川口昌彦，森本康裕，加藤正人，坂部武史 .: Awake cranitomy 麻酔管理の現状．麻酔 57:492-496, 2008
3） Goettel N, Bharadwaj S, Venkatraghavan L, Mehta J, Bernstein M, Manninen PH.: Dexmedetomidine vs propofol-remifentanil conscious sedation for awake craniotomy:a prospective randomized controlled trial Br J Anaesth 116（6）:811-821, 2016
4） Olsen KS.: The asleep-awake technique using propofol-remifentanil anaesthesia for awake craniotomy for cerebral tumours. Eur J Anaesthesiol 25: 662–669, 2008
5） 鈴木昭広，寺尾　基，相沢　圭，山岸昭夫，黒澤　温，岩崎　寛 .: 対面坐位におけるエアウェイスコープ，エアトラックの使用 経験．臨床麻酔 32:1327-1334, 2008

第3章

Awake Surgery の言語評価

Awake surgery の言語評価

1. 言語マッピング

1.1 適応症例

言語優位半球のシルビウス裂周囲の言語野およびその近傍に病巣がある。

失語症はないか，あっても軽度であり，検査を充分に理解して協力することができる。

1.2 術前準備

患者が余裕をもって行える言語課題を設定し，十分に習熟させる。

1.3 皮質電気刺激

運動・感覚マッピングより高い刺激強度（5-15mA）および長い持続時間（3-5s）が必要である。言語課題開始の直前から電気刺激をはじめ，課題中は刺激を持続する。

1.4 言語課題

皮質マッピングとしては視覚性呼称，カウンティングを基本とし，部位に応じて聴覚性理解，復唱，読みの課題を行う。電気刺激により障害が認められた場合は再現性を確認する。皮質下マッピングでは，切除中に自発話，呼称などで持続的に言語機能をモニターし，異常が疑われた場合には必要に応じて電気刺激によるマッピングを行う。

解説

1. 目 的

言語マッピングの目的は，各個人で言語野の部位を同定し，その部位を避けて切除を行うことによって，切除後に言語障害が生じるのを防ぐことにある。言語野の広がりには個人差があり，解剖学的指標だけから正確に部位を同定することは難しいため，個人ごとに決定する必要がある[1]。切除部位に言語野が含まれないことを確認するのが第一となるが（negative mapping），切除部位以外に言語野が同定されれば（positive mapping），術後の言語障害の可能性は低いと考えることができる。

2. 適応症例

　言語優位半球のシルビウス裂周囲の皮質，皮質下で言語に関連すると想定される領域に病巣がある症例が対象となる（表1）。言語優位半球は，診察所見や機能的MRIを総合して予め同定しておくことが望ましい（第1章p7）。特に左利き，両手利きの場合は，言語優位半球が右／両側である可能性が3割ほどあるため，確認が必要である。機能的MRIで言語優位半球が明らかでない場合は，Wada testも考慮する。

　対象疾患としては，悪性度の低い神経膠腫，海綿状血管腫などがもっとも良い適応である。それ以外の場合も施行することはあるが，患者の状況，病巣部位，機能予後，生命予後，患者や家族の要望などを総合的に判断して適応を決定する。

　言語マッピングは患者の理解と協力が必須なため，年齢や術前機能を考慮する必要がある。手術室という特殊な状況に適応できない患者もいるため，術前に十分な説明と練習をした上で，施行可能かどうか判断する。未成年者や高齢者の場合は特に注意が必要である。小児や術前から中等度以上の失語症がある患者は適応外になる。

　術前診察で軽い失語を示す症例は適応とはなるが，術中には言語障害が術前より強く出る場合が多いため注意を要する。

表1　言語マッピングの対象となる脳部位

主な言語関連領域	
前頭葉	下前頭回
	中前頭回後方
	上前頭回後方
	中心前回（中下部）
側頭葉	上側頭回
	中側頭回
	下側頭回
頭頂葉	縁上回
	角回
主な言語関連神経束	
	弓状束
	上縦束
	下縦束
	下前頭後頭束
	鈎状束
	前頭斜走路（frontal aslant tract）

3. 術前準備

3-1. 診察

　神経学的・神経心理学的診察を行い，術中に言語課題の施行が可能かどうかを判断する。まず，意識清明か，全般性注意低下はないかを確認する。術前に全般性注意低下がある場合は，awake surgery 中はさらに顕著となって言語反応にも誤りが増えるため，言語野の判定は難しくなる。また，視力と眼鏡などの使用の有無を確認して，必要な場合は眼鏡を術中に使えるよう準備する。次に，構音障害，失語症の有無と程度を診察する。中等度以上の失語では，言語課題に安定して正答できず，awake surgery の適応とはならないため，重症度を見きわめる。必要に応じて言語聴覚士に依頼し，失語症検査を施行する。Awake surgery で用いる言語課題については，術前診察時には完全に正答できる状態であることが必要である。

3-2. 説明

　Awake surgery 全体については主治医から説明されているため，言語マッピングの目的や方法について，実際の刺激を見せながら具体的に説明する。電気刺激によって言語がうまく話せなくなる場合があるが，刺激が終われば話せるようになること，それが言語野同定に重要であることを伝え，術中にパニックにならないように説明しておく。

3-3. 課題の設定

　視覚性呼称は全例に施行する。それ以外は，病巣部位に応じて表2を参考に課題を選択する。課題を一度施行してみて，患者の反応が不安定な刺激を除外し，確実に正答できる刺激のみとする。また，患者の反応をみながら，最適な刺激呈示間隔を決定する（2-5s）。

3-4. 練習

　3-3で定めた課題を用いて，患者が自信をもって答えられるまで何回か練習を行う。時によりできたりできなかったりする刺激，反応が遅延する刺激は除外しておく。

3-5. その他

　機能的 MRI による言語関連部位の同定は，術中言語マッピングをする部位を限定するのに役立つ[2]。また，トラクトグラフィーにより病巣近傍の神経線維の走行を把握しておくと，皮質下マッピングが必要な場合に有用である[3-5]。

表 2　電気刺激による言語マッピングに用いられる課題

基本となる課題	
	線画呼称
	カウンティング

部位に応じて追加しうる課題	
前頭葉	oral diadochokinesis（"パ・タ・カ"の反復）
	復唱
	（動詞産生）
側頭葉	復唱
	言語的説明からの呼称
	文の完成
頭頂葉	読字
	復唱
	言語的説明からの呼称
	文の完成

4. 術中マッピング

4-1. 電気刺激

　双極（電極間距離 5 mm）または単極の電気刺激プローブを用いて皮質刺激を行う。刺激は 0.2-1 ms の二相性矩形波，50-60 Hz を用いる。脳波により後発射の有無をモニターする。刺激強度は 1 mA から始めて徐々に上げ，後発射が出たり，運動障害，言語障害が誘発されたりしなければ，15 mA まで上げる。刺激持続時間は課題呈示直前から呈示終了まで 3-5 s とする（図1）。課題呈示間隔を一定にすれば，脳外科医が電気刺激のタイミングを合わせやすくなる。また，視覚性呼称課題で用いる線画の呈示タイミングを，脳外科医が画面や音で確認できるようにしておく。電気刺激はマッピングが必要な部位を万遍なく行うが，特に切除線近傍は詳細な検討が必要になる。電気刺激の間隔が短すぎたり，同じ部位を連続して刺激したりすると後発射が生じやすくなるので避けるようにする。

　1 課題につき同一部位を複数回刺激し，再現性をもって言語障害が誘発される部位を言語野と同定する。3 回刺激して 2 回以上の言語障害を基準とする。

4-2. 皮質の言語マッピング

　Awake surgery における言語課題として，もっとも広く使われているのは視覚性呼称課題である。呼称障害はどの失語型においても出現すること，呼称は言語に関わる広い神経ネットワークに関連していること，術中の限られた時間で施行しやすいことなどの理由による。

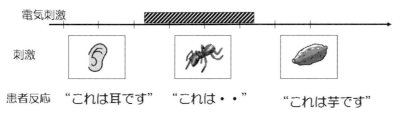

図1　言語マッピングの流れ（視覚性呼称の場合）

視覚性呼称では，電気刺激は線画が出る前に始め，患者が反応して線画消えるまで，3-5s持続する。線画の呈示間隔は患者毎に最適な時間を設定する。図は電気刺激の間だけ患者の反応が障害されていることを示す。（日本Awake Surgery学会編：覚醒下手術ガイドライン, 医学書院, 2013；p45を改変）

呼称のみで言語野を決定している施設もあるが[6, 7]，カウンティングを併用している報告も多い[8, 9]。部位によっていくつかの言語課題を組み合わせて用いる方法も提唱されている[10]。しかし，呼称とカウンティング以外の課題はawake surgeryにおける実績がまだ少ないため，機能予後との関連は十分には検証されていない[11]。表2に基本的課題と部位毎に用いられることのある主な言語課題を示す。

① 視覚性呼称

　高頻度語の線画を，患者ごとに術前に定めた間隔でモニター上に（または印刷物で）呈示し，"これは○○です"と答えさせる[12]。

　"これは"は流暢に言えるのに，名前が出てこない（失名辞），または誤答する（錯語）場合は呼称障害である。一方，"これは"も出てこない場合は，発話停止と判断し，構音障害や陰性運動野との鑑別を行う（図2）。

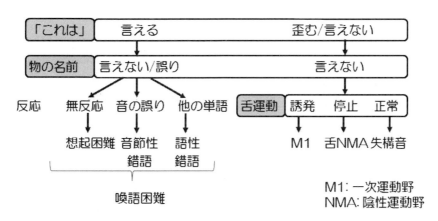

図2　呼称課題における症状の鑑別

「これは○○です」と答えさせて，「これは」が言えるかどうか，名前が言えるかどうかから判断する。
「これは」も名前も言えないときは，舌の運動面について検討する。
M1 ＝一次運動野，NMA ＝ negative motor area（陰性運動野）

発話停止・遅延が出現した部位に関しては，まず患者の内観（例；舌が動かせなくなった，舌が痺れたなど）を問う。次に，この部位が構音に関わる一次運動野，陰性運動野でないかどうかを検討する。一次運動野を刺激すると筋収縮が生じ，口唇や舌が患者の意図と無関係に動く。舌の左右運動を続けさせながら陰性運動野を刺激すると，運動の停止が起きる。陰性運動野の刺激では舌以外の手指等の動きも停止する。言語野を刺激した場合は運動の誘発はなく，単純な舌の動きに影響はない。

② カウンティング

1〜30までを1sに1個程度の速度で言わせながら，電気刺激を行う。30までいったら再度1から開始する。発声の異常（停止，遅延，構音の歪み）の出現する部位を同定する。発話停止があった場合は上述の方法で一次運動野，陰性運動野を区別できる。特に前頭葉病巣の場合に有用である。カウンティングと指のタッピングなど上肢運動を同時に行わせることにより，運動の障害と言語障害を区別する方法が提唱されている（図3）[13]。

③ その他の課題

マッピングする部位に応じて，下記のような課題が使われることがある。患者の状態とマッピングにかけられる時間を勘案して，慎重に選択する。いずれの課題でも，術前には十分に正答できることを確認しておく。

（a）復唱

術前に何音節程度の長さの復唱が可能であるかを確認しておき，その長さの単語／文を復唱させる。復唱障害がなければ通常は17音節程度の復唱は可能である。

（b）Verbal diadochokinesis

同音「パパパ……」または異なる音「パタカパタカパタカ……」の反復発声を行う。同音反復が可能で，異なる音の反復発声が不良の場合は発語失行（失構音）を考える。

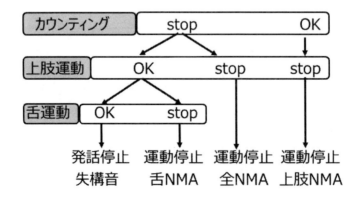

図3　カウンティングと上肢運動の同時課題（文献13を参考に作成）
上肢運動の停止がない場合は，舌運動をさせながら電気刺激して反応をみる。
NMA = negative motor area（陰性運動野）

（c）動詞の表出

　　動作をしている絵を見せて，「彼は○○している」と答えさせる [14, 15]。または，名詞を呈示して関連する動詞を言わせる。前頭葉に関連した言語機能と考えられる。

（d）説明呼称／文完成（聴覚性理解＋喚語）

　　言語的な説明を聞いて名詞を答えたり，単語を加えて文を完成したりする。たとえば，「ワンワンと鳴く動物は何か（犬）」「太陽が沈む方角は（西です）」のような短文を用いる。質問の理解と単語の想起という両側面が関与するため，視覚性呼称とは異なる部位の電気刺激で異常が誘発される [16]。口頭命令で，術中でも動かせる顔面や手を用いた簡単な動作を行わせることもできる。

（e）読字

　　単語や短文の音読，短文の理解（読解）などを用いることができる。

4-3. 皮質下の言語マッピング

　　言語野と同定された皮質の直下および言語への関連が知られている神経線維を切除する場合に必要となる [17]。切除を進めながら自由会話や呼称課題を続け，発話や喚語に異常が疑われた場合は，近傍の皮質刺激で異常が誘発された課題を用いて電気刺激によるマッピングを行う。電気刺激の強度は，近傍の皮質刺激と同じかそれよりもやや強い程度とする。皮質下電気刺激による異常の判断は，皮質刺激と同様に行う。

4-4. 言語以外の高次脳機能マッピング

　　言語以外の高次脳機能として，右半球機能マッピングが報告されている [18, 19]。しかし，術中機能マッピングの結果と機能予後との関連は未だ明らかになっておらず，今後の検討が待たれる。現時点では，言語以外の様々な高次脳機能に関してawake surgeryをするのは研究的な意味合いが強く，多くの施設で臨床的な目的で行うことは推奨されない。

文　献

1）Ojemann G, Lettich E, Berger M: Cortical language localization in left, dominant hemisphere. An electrical stimulation mapping investigation in 117 patients. 1989. Journal of Neurosurgery 108（2）:411-421, 2008

2）Rutten GJ, van Rijen PC, Noordmans HJ, van Veelen CW: Development of a functional magnetic resonance imaging protocol for intraoperative localization of critical temporoparietal language areas. Annals of Neurology 51:350-360, 2002

3）Berman JI, et al.: Accuracy of diffusion tensor magnetic resonance imaging tractography assessed using intraoperative subcortical stimulation mapping and magnetic source imaging. J Neurosurg 107（3）:488-494, 2007

4）Duffau H: The anatomo-functional connectivity of language revisited. New insights provided by electrostimulation and tractography. Neuropsychologia 46（4）:927-934, 2008

5) Henry RG, et al.: Subcortical pathways serving cortical language sites: initial experience with diffusion tensor imaging fiber tracking combined with intraoperative language mapping. Neuroimage 21 (2) : p. 616-622, 2004

6) Duffau H: Awake surgery for incidental WHO grade II gliomas involving eloquent areas. Acta Neurochir (Wien) 154 (4) :575-584; discussion 584, 2012

7) Miceli G, et al.: Language testing in brain tumor patients. J Neurooncol 108 (2) :247-252, 2012

8) Chang W, et al.: Outcomes of a novel naming test applied in intraoperative language mapping for awake brain surgery: a preliminary study. Int J Clin Exp Med 10 (7) :10453-10462, 2017

9) Lau D, et al.: Intraoperative perception and estimates on extent of resection during awake glioma surgery: overcoming the learning curve. J Neurosurg 128 (5) :1410-1418, 2018

10) De Witte E, et al.: The Dutch Linguistic Intraoperative Protocol: a valid linguistic approach to awake brain surgery. Brain Lang 140:35-48, 2015

11) De Witte E, Marien P: The neurolinguistic approach to awake surgery reviewed. Clin Neurol Neurosurg 115 (2) :127-145, 2013

12) Sanai M, Mirzadeh Z, Berger MS: Functional Outcome after Language Mapping for Glioma Resection. New England Journal of Medicine 358:18-27, 2008

13) Mandonnet E, Sarubbo S, Duffau H,: Proposal of an optimized strategy for intraoperative testing of speech and language during awake mapping. Neurosurg Rev 40 (1) :29-35, 2017

14) Rofes AS, et al.: Advantages and disadvantages of intraoperative language tasks in awake surgery: a three-task approach for prefrontal tumors. Journal of Neurosurgical sciences 59 (4) :357-349, 2015

15) Rofes A, Miceli G: Language mapping with verbs and sentences in awake surgery: a review. Neuropsychol Rev 24 (2) :185-199, 2014

16) Hamberger MJ: Auditory and visual naming tests: normative and patient data for accuracy, response time, and tip-of-the-tongue. Journal of International Neuropsychological Society 9:479-489, 2003

17) Catani M: The clinical anatomy of the temporal and parietal lobes. Cortex 97:160-163, 2017

18) Vilasboas T, Herbet G, Duffau H: Challenging the Myth of Right Nondominant Hemisphere: Lessons from Corticosubcortical Stimulation Mapping in Awake Surgery and Surgical Implications. World Neurosurgery 103:449-456, 2017

19) Duffau H: Is non-awake surgery for supratentorial adult low-grade glioma treatment still feasible? Neurosurg Rev 41 (1) :133-139, 2018

Awake Surgery ガイドライン
（覚醒下手術ガイドライン 第二版）
Awake Surgery Guidelines
© The Japan Awake Surgery Conference 2022

2022 年 2 月 1 日　　初版第 1 刷発行

編　者／日本 Awake Surgery 学会
発行者／関　内　　　隆
発行所／東北大学出版会
　　　　〒 980-8577　仙台市青葉区片平 2-1-1
　　　　TEL：022-214-2777　FAX：022-214-2778
　　　　https://www.tups.jp　E-mail：info@tups.jp
印刷所／カガワ印刷株式会社
　　　　〒 980-0821　仙台市青葉区春日町 1-11
　　　　TEL：022-262-5551

ISBN978-4-86163-368-3 C3047
定価はカバーに表示してあります。
乱丁，落丁はおとりかえします。